Hans Kronberger & Siegbert Lattacher

Auf der Spur *des* Wasserrätsels

Danksagung

Dieses Buch wurde von folgenden Persönlichkeiten (in alphabetischer Reihenfolge) „belebt", ohne ihre Hilfe, ihr Wissen und ihre Erfahrung wäre dieses Buch in dieser Form nicht möglich gewesen. Ihnen gebührt unser herzlicher Dank:

Dipl. Ing. Wolfgang Allertshammer, Heinz Breuer, Dipl. Ing. Dr. Horst Felsch, Franz Gegenbauer, Johann Grander, Georg Huber, Marlies König, Mag. Peter Ortner, Fritz Rauscher, Jörg Schauberger, Klaus Schoch und Dipl. Ing. Dr. Ladislav Toth.

Hans Kronberger & Siegbert Lattacher

Auf der Spur *des* Wasserrätsels

**Belebtes Wasser und
seine Wirkung auf die
Gesundheit**

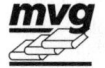

Die Deutsche Bibliothek – CIP-Einheitsaufnahme

Kronberger, Hans
Auf der Spur des Wasserrätsels : belebtes Wasser und seine
Wirkung auf die Gesundheit / Hans Kronberger ; Siegbert
Lattacher. – 2. Aufl. – Landsberg am Lech : mvg-verl., 1998
  (mvg-Paperbacks ; 08556)
  ISBN 3-478-08556-X
NE: Lattacher, Siegbert; GT

2. Auflage 1998

Umschlaggestaltung: Schlotterer & Partner, München
Satz: Julia Posch & Mag. Karl Hintermeier Umwelt Media Consult, Christian
Müller
Druck- und Bindearbeiten: Presse-Druck Augsburg
Printed in Germany 080 556/5982502
ISBN 3-478-08556-X

Inhalt

Vorwort

Dieses Buch ist mit Sicherheit nicht die Endstation auf der Jagd nach dem Rätsel des Wassers, sondern vielmehr ein ausführlicher Anfang. Das Wasserrätsel ist eigentlich ein Menschenrätsel, das wurde mir sehr schnell nach Beginn der Recherchen klar, denn es ist untrennbar mit der Frage verbunden: Gibt es Menschen, die über Wissen und Erkenntnisse verfügen, die sie nach Stand der Wissenschaft unmöglich haben können?

Die Antwort darauf: Erstens stehen die Erkenntnisse über bisher unbekannte Eigenschaften und Wirkungen von Wasser in keinem Lehrbuch, und zweitens handelt es sich bei den Wasserbeobachtern und -forschern um Menschen, die über keinerlei universitäre Ausbildung verfügen.

Die zentrale Frage lautet also: Gibt es Menschen, die in eine andere Zeit oder in eine andere Raumfiguration hineinsehen? Und die durch schlichte Beobachtung, Intuition und Interpretation von Naturereignissen und -zusammenhängen mehr erkennen als der gesamte wissenschaftliche Apparat mit Megadatenträgern und Milliarden an Forschungsbudgets?

Vor ein paar Jahren wäre meine Antwort eindeutig gewesen: „Ausgeschlossen. Alles Quatsch!" Inzwischen haben sich die Indizien verdichtet. Wasser wird das Elixier des dritten Jahrtausends sein. Schon aus diesem Grund bedarf es besonderer Beachtung.

Sollten sich die in diesem Buch aufgezeichneten Thesen widerlegen lassen, so handelt es sich bei dieser Veröffentlichung schlicht um ein Buch mehr unter vielen. Abgesehen von ein paar hundert Kilo Papier ist nichts verloren. Sollte aber etwas dran sein, so wird nach diesem Buch die Diskussion über bisher unbekannte Eigenschaften und Kräfte des Wassers nicht mehr zum Stillstand kommen.

Es gab immer schon Menschen, die Dinge wußten, die sie nicht auf uns bekannten Wegen erfahren haben konnten. Paracelsus war einer von ihnen. Der ebenso erfolgreiche wie von der Wissenschaft geächtete Arzt hat vor fünfhundert Jahren Thesen schriftlich niedergelegt, die erst Jahrhunderte später als richtig anerkannt wurden und die heute wieder enorm an Bedeutung gewinnen. Noch vor kurzem schlossen Homöopathie und Schulmedizin einander aus; heute ergänzen sie einander. Vielleicht stehen wir doch kurz vor einem Tor zu völlig neuem Wissen, das möglicherweise wiederum vorwiegend verschüttetes altes Wissen ist.

Bei aller persönlichen Zurückhaltung, die die wichtigste Voraussetzung für die Professionalität im Journalistenberuf ist, konnte ich mich der Fragestellungen und der Erkenntnisse der beiden Naturforscher Viktor Schauberger und Johann Grander nicht auf Dauer entziehen. Viktor Schauberger hat das Wasser beobachtet und dabei mehr gesehen und erfaßt als alle wissenschaftlichen Meßgeräte bis heute zusammen. Johann Grander belebt Wasser, indem er es mit einem speziell von ihm entwickelten Magnetmotor in hochfrequente Schwingungen versetzt, und es gibt unzählige Anwenderberichte, die von unglaublichen Wirkungen berichten. Die beiden Naturforscher sind voneinander völlig verschieden und doch auch wieder nicht.

Seit mehr als drei Jahren sammle ich Berichte, bin bei Experimenten anwesend und spreche sowohl mit einfachen Menschen als auch mit Wissenschaftern über das Wasser.

Meine Annäherungsweise war zuerst ein amüsiertes Staunen, das sich manchmal verselbständigte zu ehrfürchtigem Schaudern. Meine Aufgabe ist es nicht, zu urteilen, sondern das gesammelte Wissen anderen Menschen zugänglich zu machen. So gesehen ist dieser Beruf der schönste der Welt.

Siegbert Lattacher hat sich dem Wasserrätsel von der Literatur her angenähert, und das ist ein viel intellektuellerer Zugang als der meine. Wir haben das gesammelte Material harmonisch zusammengefügt und dadurch verstärkt. Der staatlich befugte Sachverständige für technische Chemie Dipl. Ing. Dr. Horst Felsch nähert sich dem Rätsel des Wassers von der Seite der Wissenschaft. Er hat das Werk kritisch gegengelesen, strenge Distanz zu reinen Vermutungen und zu allzu euphorischen Aussagen eingefordert, und wir haben den ebenso erstaunlichen wie faszinierenden Ergebnissen seiner Forschungen ein eigenes Kapitel gewidmet.

Hans Kronberger
15. November 1995

KAPITEL 1

Rätsel über Rätsel

Gibt es geheimnisvolle, bisher unerkannte Kräfte im Wasser? Und wenn ja, wie stellen sie sich dar? Wie wirken sie, wie kann man sie nutzen? Die meisten Wissenschafter und Wasserexperten bestreiten, daß es diese Kräfte gibt. Ihrer Meinung nach ist Wasser gleich Wasser, es hat die chemische Formel H_2O, und es ist nach allen Regeln der Wissenschaft erforscht. Demgegenüber stehen Naturforscher ohne hohe wissenschaftliche Ausbildung, die behaupten, Wasser sei nicht gleich Wasser, ganz im Gegenteil: Es habe Fähigkeiten, von denen wir nur bruchstückhaft wissen, es berge Geheimnisse, die größer sind als all unsere bisherige Weisheit zusammen.

Wasser ist nach Ansicht dieser Naturforscher viel mehr als die chemische Formel H_2O. Es sei, so sagen sie, die Grundlage allen Lebens auf der Erde, und es stehe in ständiger Resonanz zum Universum. Ja, es schwinge innerlich, und es transportiere Energie und Informationen in gewaltigem Ausmaß. Die Reduktion auf eine simple chemische Formel ist für diese Naturforscher ein blindes Herangehen an eine vielfältige Materie. Das Wasser ändert ständig seine Qualität, es kann dem Menschen Heil und Unheil bringen, es kann gesund und krank machen, kann Energie aufnehmen und abgeben. Es ist das faszinierendste Element und gleichzeitig das am wenigsten erforschte und bekannte.

Einig sind sich Naturforscher und traditionelle Wissenschafter nur in der Frage der Lebenswichtigkeit des Wassers, aber während erstgenannte auf die Qualitätsfrage pochen, begnügen sich die meisten Wissenschafter mit dem Hinweis, daß das Vorhandensein des Wassers ausreicht, um die Lebensvorgänge auf der Erde abzusichern.

Auftrieb erhalten die Naturforscher durch die Erfahrungsberichte von Anwendern speziell behandelten Wassers, bei dem Wirkungen zu beobachten sind, deren Ursachen nach heutigem Stand der Wissenschaft absolut nicht erklärbar sind. Dies geht vom Gesundheitsbereich über die pflanzliche Vegetation bis hin zur Technik im großen Stil. Selbst aus China wird ein Großversuch gemeldet, der über Energieeinsparung und bessere Abgaswerte bei Diesellokomotiven durch Anwendung von Techniken mit „belebtem" Wasser berichtet, für deren Ursache es nach Stand der Wissenschaft keine brauchbare Erklärung gibt. Aber die Ergebnisse sind meßbar.

Das Material ist so dicht und umfangreich, daß man in absehbarer Zeit um eine (auch wissenschaftliche) Behandlung dieses Themas nicht umhinkommen wird, und sei es auch nur, um die Diskussion zum Verstummen zu bringen. Die Absicht dieses Buches ist es, das vorhandene Material zugänglich zu machen und zur Diskussion zu stellen. Den begeisterten Anhänger der Wasserbelebung mag vielleicht die Zurückhaltung der Autoren verunsichern, aber sie ist Voraussetzung zur Schaffung eines klaren und fairen Bildes über den aktuellen Stand der Auseinandersetzung um die Wasserwirkung. Viele Inhalte sprechen für sich. Selbstverständlich sei es jedermann gestattet, die angeführten Beobachtungen über die Wirkung von Wasser äußerst kritisch zu betrachten; jeder Versuch, die Theorien zu diskutieren oder zu widerlegen, ist willkommen. Nur am Widerspruch reifen neue Erkenntnisse.

Die ersten drei Erfahrungsberichte, die über die Wirkung von belebtem Wasser vorlagen, klangen zwar ausgesprochen unwahrscheinlich, aber doch nicht völlig absurd. Sie haben die Neugierde am Thema „Wasser" geweckt. Eines ist sicher: Wären sie die einzigen geblieben, wäre nie ein Buch daraus geworden. Doch es folgten ihrer viele.

Daher werden diese drei Anwenderberichte, unabhängig von

der Systematik dieses Buches, vorangestellt. Der Leser kann dann selbst überlegen, ob ihn die Kenntnis dieser drei Berichte auch dazu gebracht hätte, die Suche nach der Lösung des Wasserrätsels aufzunehmen.

Aus grundsätzlichen Überlegungen wurden nur Berichte von Menschen aufgenommen, die mit vollem Namen und voller Identität hinter ihren Erfahrungen stehen. Dadurch werden diese Erfahrungen nachvollziehbar und hinterfragbar.

Marianne Lackner ist Jungbäuerin im steirischen Paltental. Ihr handgeschriebener Erfahrungsbericht mit „belebtem Wasser" (über die Definition dieses Begriffs siehe Kapitel 4) nach der Methode des Tiroler Naturforschers Johann Grander klingt so unwahrscheinlich, daß er normalerweise im Redaktionspapierkorb gelandet wäre. Für so weitgehende Erfahrungen wie die Frau

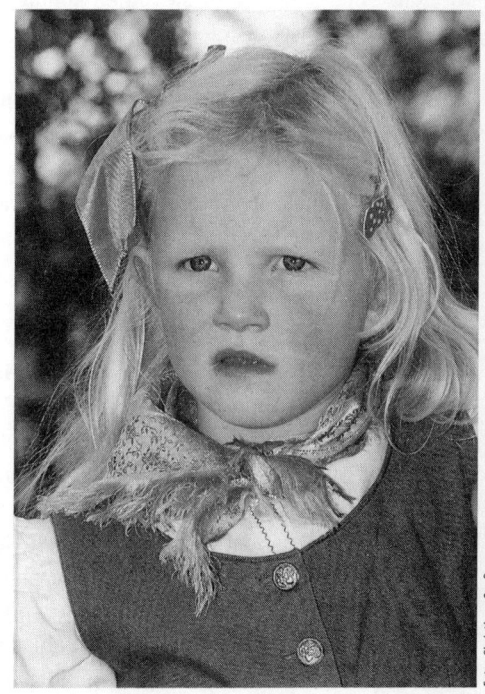

Melanie
Lackner

Foto: Christiane Gauß

13

Lackners ist die Zeit noch nicht reif. Im Gefüge ähnlich gelagerter Berichte kann man allerdings nicht umhin, sich mit diesen Phänomenen ernsthaft auseinanderzusetzen.

Die tagebuchartigen Aufzeichnungen der Jungbäuerin aus Trieben in der Steiermark wären problemlos in den Bereich der blühenden Phantasie zu verweisen oder bestenfalls mit dem in der Medizin bekannten Begriff des Placebo-Effekts zu erklären, wo bereits durch die Erwartung einer Reaktion tatsächliche Heilung eintritt (in der Bibel heißt dieser Vorgang: „Der Glaube kann Berge versetzen"), hätten nicht andere Menschen später ähnliche Erfahrungen unter ähnlichen Umständen gemacht.

Marianne Lackner ließ ein Wasserbelebungsgerät von Johann Grander in das Wasserversorgungssystem einbauen; parallel dazu konsumierte sie das sogenannte Granderwasser in der blauen Flasche. Über ihre Erfahrungen hat sie eine Art Tagebuch geführt, übrigens noch lange bevor sie ahnen konnte, daß diese Beobachtungen journalistisches Interesse erwecken könnten. Entsprechend unbefangen wirkt auch der Text:

„Eines Tages stand ein netter Herr, uns ganz unbekannt, in der Küchentür. Es war an einem Donnerstag spät nachmittags. Ich, Marianne, und meine Mutter waren gerade dabei, uns für den Bauernmarkt in Trieben herzurichten. Ich war aber fast nicht in der Lage, da ich einen gewaltigen Hexenschuß hatte. Konnte den Kopf keinen Millimeter drehen. Da sagte der gute Mann, darf ich etwas probieren? Er hängte mir sein Wasserketterl um, brachte auch noch gleich einen Gurt (gefüllt mit Grander-Konzentrat, Anm. d. Verf.) und legte ihn mir um den Hals. Als er mir den Wasseranhänger umgehängt hatte, wurde ich kurzzeitig ganz nervös. Aber gleich darauf ganz ruhig. Wir ließen alles liegen und stehen und widmeten uns ganz dem Herrn Rauscher. Zu unserem Erstaunen, dieser Herr war nie aufdringlich; richtig angenehm.

Nach ca. 10 Minuten konnte ich meinen Kopf schon ein Stück nach rechts drehen, und bis der Herr Rauscher ging, war alles fast wie weggeblasen. Er ließ mir den Wassergurt noch für die Nacht da. Da lag ich abends noch drauf beim Schlafen, nächsten Tag war alles so, als hätte ich nie etwas gehabt. Einfach super!"

Nach diesem „Erfolg" ließ die Familie Lackner in das Wasserversorgungssystem ein Wasserbelebungsgerät einbauen und begann mit belebtem Wasser zu experimentieren. Erstes Versuchsobjekt war Tochter Melanie. Marianne Lackner: „Meine Tochter Melanie litt seit ihrem 5. Lebensmonat an Neurodermitis, kein Arzt konnte ihr helfen. Cortisonsalben ließ ich mir gar nicht erst verschreiben. Es war mal besser, dann wieder schlechter, und das ging so, bis sie ein paar Schluck Wasser (Granderwasser) mit mir an diesem besagten Donnerstag mittrank.

Da war übrigens noch eine Krankheit bei ihr. Sie litt seit Ostersonntag an Anämie, ausgelöst von Fieberzäpfchen (2 Stk.), die sie wegen dem hohen Fieber verschrieben bekam. Sie lag fast zwei Tage mit fast 42 Grad Fieber im Bett. Fing übrigens nach den Zäpfchen 2-3 Stunden an zu phantasieren, daraufhin gab ich ihr keines mehr davon. Von da an aß und trank das Kind fast gar nichts mehr. Wollte sie etwas essen, da sie ja doch Hunger hatte, aß sie einen Bissen, dann schrie sie, sie habe Bauchweh, und legte sich wieder nieder. Das ging so 2 Wochen, bis mir ganz anders wurde. Ich dachte, das Kind muß doch ins Spital, davor hatte ich aber noch mehr Angst.

Also sie trank da mit mir ein paar Schluck Wasser, auf einmal nahm sie ihre Decke und legte sich ins Bett. Aber nur kurze Zeit, dann kam sie wieder, trank noch ein paar Mal. Auf einmal wurden ihre Flecken im Gesicht von der Neurodermitis ganz dunkelrot, überall dort, wo sie Flecken hatte, aber nur kurz, dann gleich darauf weiß, und dann waren sie fast nicht mehr zu sehen."

In den darauffolgenden Wochen verschwand die schwere Hautkrankheit völlig, das Fieber sank rasch: „Da konnte man regelrecht zuschauen. Im nächsten Moment bekam sie rote Wangen und ein rotes Kinn und wurde so gegen 9h abends spritzlebendig, fing an zu singen, was sie die letzten Wochen überhaupt nicht mehr getan hatte. Es war wie ein Wunder, wir konnten es gar nicht glauben, aber es war genau so. Einfach toll. Die Kleine fing nächsten Tag schon wieder an zu essen, nahm auch wieder ein paar Kilo zu."

Auch in der Eigentherapie glaubt Marianne Lackner einen

Erfolg zu erkennen: „Und in der gleichen Zeit tat sich auch bei mir noch etwas. Ich litt schon mehrere Jahre am linken Eierstock (bei kalten Füßen starke Schmerzen). Auf einmal, nachdem ich das Wasser trank, bekam ich einen stechenden Schmerz am linken Eierstock, so daß es mir fast die Luft abhielt. Aber dieser Schmerz war nur ganz kurz, ich trank wieder einen Schluck Wasser, griff dann auf die Stelle, aber ich konnte keinen Schmerz mehr feststellen. Die Beschwerden waren wie weggeblasen, als wäre nie etwas gewesen!"

Die nächste Beobachtung machte Frau Lackner im Stall. „Wir mußten eine Kalbin, ca. 2 Jahre alt, verkaufen, da sie nie gestiert hatte. Neben ihr stand ihre Freundin, mit der sie von klein auf aufgewachsen ist. Waren miteinander auf der Alm und immer beisammen. Die Schwarzbunte jedoch war bereits tragend und hatte auch am 23. Jänner gekalbt (Erstlingskuh). Im März wurde die braune Kalbin verkauft. Von diesem Tage an fraß und trank ihre Freundin – schwarzbunte Kuh Stella – nichts mehr. Das ging 4-5 Tage schon; immer wenn Fütterungszeit war, legte sich das Tier nieder. Sie wurde dabei schon so schwach, daß sie sich kaum noch auf den Beinen halten konnte. Die Milch war mit einem Schlag weg. Wir wußten keinen Rat mehr. Diese Kuh war seelisch krank. Da kamen wir auf die Idee, in das Tränkbecken Granderwasser zu geben. Es kostete viel Mühe, bis das Tier davon trank. Aber sie fing dann doch an, davon zu lecken. Nächsten Tag gab Mutter das Wasser in einen Weidling, den trank Stella leer. Tags darauf trank sie schon 2 Weidlinge davon. Von da an fing das Tier auch wieder an zu fressen. Auch die Milch kam wieder. Das Wasser half ihr wohl über den seelischen Schmerz hinweg."

Die Experimente wirkten nicht nur innerhalb der Familie und im Kuhstall, auch der Besuch wurde therapiert: „Eines Tages hatten wir Besuch aus Leoben, dabei war auch eine ältere Frau, 68 Jahre, total abgemagert. Mutter bot ihnen ein frisches Grammelschmalzbrot und Granderwasser an. So nebenbei erzählte uns die Bekannte, daß diese Frau schon 5mal an der Galle und 1mal am Magen operiert worden sei. Seither erbricht sie jedes Essen, das sie zu sich nimmt. O je, dachten wir, da wir das vorher nicht gewußt

16

hatten. Aber sie aß die Brote und trank auch 2 Glas vom Wasser. Aber wir gingen fehl in der Annahme, die ging nicht aufs Klo, um zu erbrechen, auch daheim nicht. Sie erbrach auch überhaupt seit diesem Tag nie mehr. Sie mußte wohl am gleichen Abend öfters das Klo aufsuchen, da sie Durchfall hatte, das war die Reaktion vom Wasser, die Reinigung von den vielen Medikamenten. Am 5. Juni rief die Bekannte wieder an, ob sie noch Wasser haben könnte, die Tante sei ganz happy, seit 5 Wochen hat sie noch nie erbrochen, hat auch schon zugenommen und fühlt sich total wohl. Nimmt auch keine Medikamente mehr. Kein Arzt konnte ihr helfen, und das Wasser half von heute auf morgen."

Marianne Lackner und mit ihr ihre ganze Familie, allen voran die Mutter Gertrude Lackner, begannen ihre gesamte Umgebung zu beobachten und glauben bei Tieren und Pflanzen grundsätzliche Veränderungen festgestellt zu haben. So nebenbei schildert Frau Lackner einen Heilerfolg beim Kind einer Nachbarin: „Mittlerweile hat sich auch eine junge Nachbarsfreundin aus dem Dorf von unserem Granderwasser geholt. Sie hat zwei Töchter,

Familie Lackner aus Trieben in der Steiermark mit UVO-Berater Fritz Rauscher

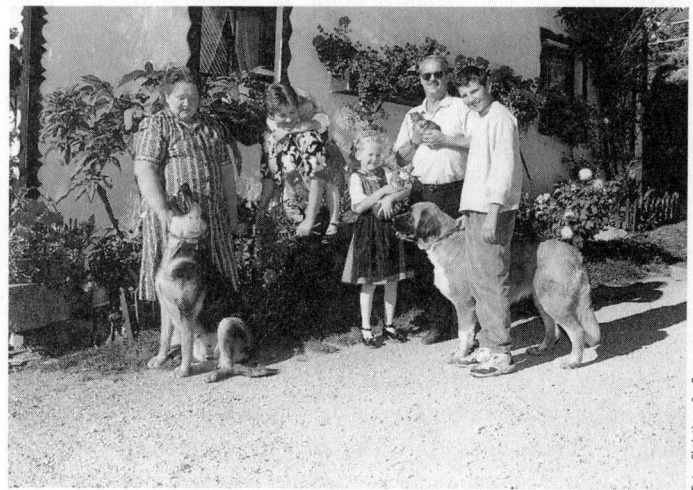

Foto: Christiane Gauß

6 1/2 und 2 1/2 Jahre alt. Eine davon geht in die 1. Klasse Volksschule. Auf einmal fing Astrid an, vermehrt Wasser zu trinken. Nach kurzer Zeit fiel ihrer Mutter auf, daß bei Astrid Würmer weggingen. Aber gar nicht wenige, so um die 40 Stück."

An anderer Stelle des Berichtes schreibt sie über die Wirkung bei den Hühnern: „Nachdem wir das Wasserbelebungsgerät am 29. 4. 94 angeschlossen hatten, bekamen auch die Hühner von dem belebten Wasser. Auf einmal waren da 3-4 Eier mehr in den Nestern, fingen doch glatt die alten Hennen auch wieder zum Eierlegen an. Nun spielten auch noch die Hühner verrückt. Aber bitte nicht zu unserem Nachteil. Sonst wären sie im Suppentopf gelandet." Zusätzlich stellte Familie Lackner fest, daß die Blumen, mit belebtem Wasser gegossen, keinerlei Düngers mehr bedurften, „sogar diejenigen Blumen, die schon am Abfall landen sollten, trieben wieder aus, haben aber mittlerweile auch schon aufgesetzt und blühen teilweise schon."

Marianne Lackners Ausführungen klingen äußerst phantasievoll, wenn nicht gar phantastisch. Wie gesagt, als Einzelbeobachtung gesehen wären sie kaum von Bedeutung. Doch Briefe dieser Art gibt es inzwischen zahlreiche (siehe auch Kapitel: Wirkung auf die Gesundheit).

Die erste und vieles entscheidende Frage lautete: Kann die Familie Lackner persönliche Vorteile aus den Behauptungen über die Wirkung von belebtem Wasser erzielen, kurz, handelt sie auch mit belebtem Wasser oder mit anderen Grander-Produkten? Das Ergebnis der Recherchen war ein eindeutiges Nein. Die Vertriebsfirma UVO (Umweltvertriebsorganisation), die exklusiv mit Grander-Produkten handelt, kann schlüssig nachweisen, daß es keinerlei kommerzielles Interesse der Familie Lackner an der Verbreitung positiver Informationen über die Wasserbelebung gibt.

Die nächste Frage gilt dem unaufdringlichen Herrn, der die Wasserbelebung ins Haus gebracht hat. Es handelt sich um den 46jährigen UVO-Mitarbeiter Fritz Rauscher, der über einen ihm bekannten Nachbarn der Familie den ersten Kontakt hergestellt hat und der dann auch die Aufzeichnungen, die ursprünglich nicht zur Veröffentlichung bestimmt waren, an uns weitervermittelt hat.

Die Angaben bedürfen selbstverständlich einer Überprüfung. Ein Besuch bei der Familie Lackner soll Klarheit bringen. Dieser findet am Samstag, dem 9. September 1995, um elf Uhr vormittags statt.

Der Lacknersche Bauernhof entpuppt sich als idyllisches Musteranwesen. Wunderschöne Lage an einem Südhang, überall farbige Blumenpracht, ein fließender Brunnen vor dem gepflegten alten Bauernhaus. Eine fröhliche Großfamilie, angeführt von der Großmutter Gertrude Lackner. Marianne Lackner kocht, während ihre zwei kleinen Töchter, die vierjährige Melanie und ihre sechsjährige Schwester, mit wehenden strohblonden Zöpfen durch den Raum fegen.

Die Mutter der Verfasserin antwortet auf die Frage, wie sie die Geschichte mit der kleinen Melanie gesehen habe, ebenso ausführlich wie präzise. Exakt schildert sie das Verhalten des Kindes. Den Ärzten sei außer dem Verabreichen von Zäpfchen gegen das Fieber nichts eingefallen, und die Augen des Kindes hätten bereits gebrochen gewirkt; eine von allen gefürchtete Überstellung ins Spital wäre wohl unvermeidlich gewesen. Die Schilderung gleicht mit einer seltenen Perfektion den Aufzeichnungen der Tochter. Gertrude Lackner wirkt absolut glaubwürdig. Auf die Frage, ob ein Arzt die vorher vorhandene Neurodermitis bestätigen könne, erklärt sie, es gebe Fotos des Kindes mit der Hautkrankheit, und wie es heute darum stehe, könne man ja an Ort und Stelle sehen. Sie seien von Arzt zu Arzt gepilgert und hätten alles versucht, alle Medikamente genommen, außer einer verschriebenen Cortisonsalbe, davor seien sie zurückgeschreckt. Melanie habe unansehnliche eiternde Krusten im Gesicht gehabt und sei völlig entstellt gewesen. Die „Beweisfotos" werden herbeigeschafft. Zwar handelt es sich leider um eine schlechte Aufnahme (offensichtlich überalterte Filme), aber die schwere Hautkrankheit ist eindeutig zu erkennen (siehe S. 67).

Gertrude Lackner erzählt von einem halben Dutzend ähnlich gelagerter Fälle, die sich inzwischen ereignet haben. So von einem Fall schwerster Akne bei einem jungen Mädchen, das immer Männerhemden mit überlangen Ärmeln trug, um darunter die Hände zu verstecken, und mit seinen langen Haaren das Gesicht verdeckte. Nach einer „Wasserkur" sei die Akne verschwunden, erzählt Gertrude Lackner. Ein anderer Fall: eine nierenkranke Dialysepatientin, die seit drei Jahren auf eine Spenderniere wartet. Sie trinke das Wasser heimlich, da sie es nicht wage, ihrem Arzt diesen „Seiten-sprung" zu gestehen. Vor kurzem habe sie erstmals wieder etwas Harn gehabt, was selbstverständlich auf die Wirkung von Medika-menten zurückgeführt wurde. Aber es gehe nicht um die Urheber-schaft, sondern nur um den Erfolg.

Gertrude Lackner ist der Meinung, daß die Wirkung der Was-serbelebung in frischem Quellwasser besonders optimal sei. Sie habe ihr Wasser, das aus zwei Quellen hinter dem Haus stammt, in Graz untersuchen lassen, und dort habe man eine derart hohe Qualität festgestellt, daß man das Wasser bedenkenlos an Babies verfüttern könne.

Und da wäre noch die 68jährige Dame aus Leoben mit dem Brechreiz seit dem 18. Lebensjahr. Ob sie erreichbar sei? Es hand-le sich dabei um eine Bekannte einer Leobner Familie, die immer nur zum Wochenende nach Trieben käme, aber sie werde gerne den Kontakt herstellen. Bei der „Leobnerin" handelt es sich um Frau Charlotte Schimek. Nach ihren Magen- und Galleoperationen war sie auf strengster Diät. Sie berichtet, sie hätte das Schmalzbrot bei den Lackners mit dem Bewußtsein gegessen, es ohnehin wieder erbrechen zu müssen. Sie habe aber schlagartig die wohl-tuende Wirkung des Wassers gespürt. Die Angaben von Marianne Lackner wiederholt sie mit Genauigkeit. Sie habe sechs Monate kaum noch erbrochen und sogar zugenommen. Eine befreundete Familie habe ihr regelmäßig Wasser aus dem 50 Kilometer ent-fernten Lackner-Hof herbeigeschafft. Allerdings habe nach sechs Monaten die Wirkung nachgelassen, das Erbrechen sei wieder-gekommen, und die Ärzte hätten ihr erklärt, daß sie mit diesem Leiden leben müsse, da die Gallensäfte in den Magen fließen. Daraufhin habe sie die Konsumation des Wassers eingestellt, da die Herbeischaffung zu umständlich war.

Und die Nachbarin mit dem Kind mit den Würmern? Das sei wohl das Einfachste der Welt, meint Frau Lackner, da brauche man nur anzurufen, die hätte bestimmt nichts dagegen, die Ge-schichte zu erzählen.

So war es dann auch.

Niemand in der Familie hält diese Phänomene für ein Wunder, sondern „nur" für eine „natürliche" Wirkung des Wassers, über die man sich freut.

Rund um diese Erfahrungen ergeben sich ein paar einfache Überlegungen. Muß man nicht wieder stärker zurückfinden zum Vertrauen an die Möglichkeit, körpereigene Heilkräfte zu mobilisieren, und die gesundheitlichen Probleme nicht ausschließlich an Dritte delegieren? Vielleicht müßte es in der Medizin sogar ein Verfahren geben, das man Placebo-Heilung nennen könnte. Warum eigentlich nicht? Es gibt ja auch mentale Heilverfahren – sie sind heute längst von der Schulmedizin anerkannt –, wo nichts Materielles übertragen wird, sondern „nur" Zuspruch, Mut oder, etwa bei Kindern, liebevolle Anwesenheit der nächsten Angehörigen im Spital.

Diese Art von Heilmethoden oder Heilförderung ist zwar schlecht für die Pharmaindustrie, aber so selbstverständlich anerkannt, daß sie nicht mehr diskutiert wird. Aber fließt nicht auch hier etwas von Mensch zu Mensch oder vom Geist eines Menschen zu seiner eigenen Materie, wenn er sich selbst „gut zuredet", sich selbst versichert, daß er es schon schaffen werde? Die Anerkennung des Fließens von Gedanken, die den Gemütszustand des Menschen verändern können, sowohl im Guten als auch im Schlechten, soll uns zumindest die theoretische Perspektive eröffnen, daß sogenannte „Information" über Materie transportiert werden kann. Aber dies nur nebenbei.

Wenn dieses Buch bewirkt, daß sich wieder mehr helle Köpfe und große Geister mit dem Wasser beschäftigen, dann ist das Plansoll erfüllt. Entscheidend ist, daß die Erfahrungen und die Aussagen über Wasser einem breiten Publikum und der Forschung zugänglich gemacht werden. Das übergeordnete Ziel lautet: Der sorgsame Umgang mit Wasser soll zum Wohle der Menschheit aktiviert werden. Diese Veröffentlichung soll auch jenen Anwendern Mut machen, ihre Erfahrungen preiszugeben, die bisher darüber geschwiegen haben, aus Angst, für verrückt gehalten zu werden. (Während unserer Recherchen konnte dieses Phänomen des Schweigens immer wieder festgestellt werden.)

Vor allem aber sei die Wissenschaft herausgefordert, den Phänomenen nachzugehen. Nicht so sehr, weil der Mensch unbedingt alles erforschen soll – in vielen Fällen würde es durchaus genügen, gäbe man sich mit dem Wissen über die Wirkung zufrieden, ohne vorrangig die genaue Formel dahinter zu suchen –, sondern weil wissenschaftlicher Wissensdrang grundsätzlich positiv ist, solange die daraus resultierenden Erkenntnisse zum Wohle der Menschheit genutzt werden.

Der konservative Flügel der Naturwissenschafter steht heute auf dem Standpunkt, daß nur gilt, was einer empirischen Überprüfung standhält und was sich jederzeit wiederholen und nachvollziehen läßt. Gerade bei „belebtem" Wasser wird dies noch lange nicht möglich sein, da dieses immer „anders" reagiert. Moderne Forschungsansätze von Albert Einstein bis zur Chaostheorie gehen ohnehin schon davon aus, daß eine „Kausalität" (also ein unmittelbar nachvollziehbarer Zusammenhang) nur im Makrokosmos, nicht aber im Mikrokosmos funktioniere. Kurz, es gibt keinen „endgültigen" und „unumstößlichen" Wissensanspruch. Das würde nämlich bedeuten, daß die Menschheit an ihrem Endpunkt angelangt ist, daß es kein grundlegend neues Wissen gibt, daß Forschung zu keiner Korrektur bestehenden Wissens mehr führen kann, sondern bestenfalls zu einer Verfeinerung der bereits bekannten Mechanismen. Dieser Standpunkt wäre gleichzeitig das Ende wissenschaftlicher Neugierde und damit auch das Ende der menschlichen Weiterentwicklung. Albert Einstein meinte sogar, wenn die letzte Formel gefunden sei, sei dies das Ende der Welt.

Doch es sind Ansätze von Umdenkprozessen zu erkennen. In der Medizin (wo die Gesamtsicht des Körpers als einheitliches Wesen, anstatt der Reparatur von Einzelteilen, wieder in den Vordergrund tritt, oder die Verabreichung von homöopathischen Dosen anstatt chemischer Keulen), in der Landwirtschaft (biologische Produktion unter Berücksichtigung von Mondphasen und alter Kenntnisse der chemiefreien Schädlingsbekämpfung), selbst in der Physik hat man bereits festgestellt, daß das Ganze mehr ist als die Summe aller Einzelteile.

Phänomene als grundsätzlich unmöglich hinzustellen, nur weil sie heute beziehungsweise mit heutigen Methoden nicht nachzuweisen sind, ist gelinde gesagt kurzsichtig. Wer etwa hätte es vor hundert Jahren für möglich gehalten, daß man mit einem knapp handtellergroßen Gerät, genannt „Handy", mit Amerika sprechen, also Worte durchs Weltall transportieren kann, obwohl keinerlei sichtbare Leitung vorhanden ist, ja sogar bewegliche Bilder auf diesem Weg mitliefern kann! Jeder, der dies vor 60 Jahren behauptet hätte, wäre für verrückt erklärt worden. Warum soll man daher die Behauptung der Naturforscher, daß Wasser auch Informationen aufnehmen, speichern und transportieren kann, von vornherein für unmöglich halten oder gar ausschließen?

Das zweite Beispiel kommt aus der Industrie. Die Wirkung ist im technischen Bereich zu beobachten und wird von Technikern gemessen, die Ursachen für diese Wirkung sind ebenfalls nach Stand der Wissenschaft noch nicht erklärbar. Im Wiener Stammwerk des Süßwarenproduzenten Casali-Napoli (Manner) wird seit dem Jahre 1992 die „Wasserbelebung" im Kühlkreislaufsystem eingesetzt. In der Industrie geht es um Fakten und Zahlen, in der Lebensmittelindustrie noch zusätzlich um strengste Hygienevorschriften, deshalb wird den Kühlkreisläufen besonderes Augenmerk gewidmet. Der Leiter des technischen Bereichs, Helmut Ondricek, schildert die Ergebnisse folgendermaßen: „Wir haben am 21. Juli 1992 ein Wasserbelebungsgerät in eine der Kühlwasserleitungen eingebaut. Nach ca. vier Tagen konnten wir mit der Zugabe von Chemie zur Gänze aufhören; wir mußten bis dato drei verschiedene Arten von Chemikalien zusetzen. Das größte Problem waren bis dahin Schleimbakterien, die sich im Schmutzfänger der Kühlmaschine festsetzten. Es waren ca. zehn bis 15 Arbeitsstunden pro Woche für die Reinigung aufzuwenden. Nach Aktivierung der Wasserbelebung hatten sich nach ca. zwei Wochen die Schleimbakterien rückgebildet, zugleich haben wir vermehrte Kalk- und Rostanteile in den Leitungen festgestellt. Nach ca. fünf bis sechs Wochen waren keine Schleimbakterien mehr feststellbar, und feste Rückstände gab es auch nicht mehr. Im September des Jahres 1992 konnten wir mit der Reinigung der

Schmutzfänger und Siebe komplett aufhören. Wir haben dann einen Kondensator einer Kühlmaschine geöffnet und keine Ablagerungen mehr in den Leitungen (Schlamm, Inkrustierungen) feststellen können. Der Deckel des Kondensators wies metallisch-blanke Stellen auf. Wir mußten früher den Kühlwasserbehälter zweimal jährlich entleeren und reinigen, doch jetzt waren überall dort, wo belebtes Wasser hinkommt, alle Inkrustierungen bis auf den Grundanstrich zurückgegangen. Schleimbakterien lösen sich von selbst. Das Wasser ist weich, es riecht nicht mehr schlecht, es ist prickelnd, erfrischend auf der Haut, obwohl es Kreislaufwasser ist.

Weitere Versuche unternahmen wir bei einer Formenwasch-maschine, bei der durch hohe Zusätze an Waschmitteln und Glanztrocknern und hohe Temperaturen (90 Grad) die Kunst-stofformen angegriffen wurden. Nach Einbau der Wasserbelebung konnten wir mit der Temperatur auf 60 Grad zurückgehen und nach 14 Tagen den Glanztrockner absetzen. In Summe gesehen haben wir eine Kostenersparnis von ca. 400.000 Schilling pro Jahr für nicht mehr aufgewendete Chemie, und die eingebauten Wasserbelebungsgeräte haben sich nach kurzer Zeit amortisiert." Diese Aussagen stammen aus dem Jahre 1993. Inzwischen haben weitere Industriebetriebe die Wasserbelebung übernommen (siehe Kapitel: Wasserbelebung in der Industrie).

Unabhängig davon, daß anzunehmen ist, daß die Manager des Konzerns den engagierten Werkstättenleiter schon längst von seiner „Spielerei" abgebracht hätten, wenn sich der Einsatz der Geräte nicht rechnen würde, müssen die Ergebnisse und Er-fahrungen Ondriceks kritisch hinterfragt werden.

In erster Linie scheint es interessant, woher Ondricek seine ersten Erfahrungen mit der Wasserbelebung hat. Seine Antwort: „Von einem Bekannten, der hat sie das erste Mal eingesetzt in einem Schwallofen, in dem die Semmeln bedampft werden, in einer Bäckerei in St. Pölten. Dort hatte man riesige Probleme mit dem Dampf, wo er sich ablagerte, hat es Verkalkungen gegeben. Der Installateur mußte diesen Ofen nahezu wöchentlich reinigen. Er wollte ein traditionelles Entkalkungsgerät einbauen, da hat man

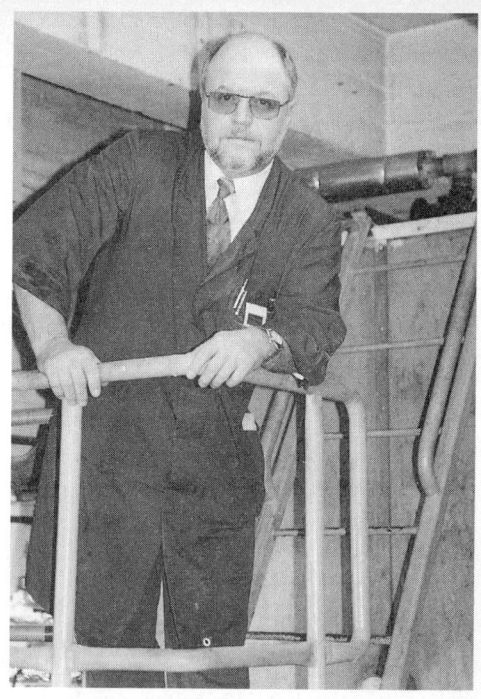

Helmut Ondricek,
Firma Napoli-Casali

Foto: Bernhard Wartinger

ihm das Wasserbelebungsgerät von Grander nahegelegt. Das hat
dann auch funktioniert – anfangs zwar schwach –, doch ist es dann
zu keinen Kalkablagerungen mehr gekommen. Dieser Mann ist
dann an mich herangetreten, er hat die Situation in unserem Betrieb gekannt. Meine Skepsis war anfangs sehr groß."

Nach der Methode „Wenn schon, denn schon" testete er das
Wasser auch an seiner Frau: „Erste positive Erfahrungen mit
belebtem Wasser hatte ich in Richtung Gesundheit. Meine Frau
hatte Probleme mit der Verdauung und dem Kreislauf. Sie trank
das Granderwasser, das ihre Beschwerden linderte. Ich war mir
bewußt, daß ich im Betrieb ein großes Risiko einginge und auch
die Gefahr eines Betriebsausfalles gegeben sein könnte. Doch
auch hier war der Erfolg durchschlagend, und so begann ich
ernstliches Interesse an der Wasserbelebung zu zeigen, indem ich

Hans Grander die Entwicklung von Wasserbelebungsgeräten für den industriellen Bereich nahelegte."

Ein eigenes, größer dimensioniertes Belebungsgerät – die bisherigen waren nur für den Gebrauch bei Hauswasserleitungen gedacht – wurde konstruiert. „Im Betrieb machte ich die erste Erfahrung mit der Wasserbelebung im Kühlwasserkreislauf, und dann haben wir sie auch in anderen Bereichen eingesetzt, bei der Formenwaschmaschine, im Kesselhaus, und sie hat auch hier sehr viel an Material- und Zeitersparnis gebracht. Eine überraschende Feststellung war, daß sich die Wärmeleitfähigkeit des Wassers änderte, und in der Kühlanlage konnte ich eine Energieersparnis von fünf bis sieben Prozent feststellen."

Der Techniker Ondricek hat nur eine einzige Erklärung für die Wirkung: „Für mich ist das Homöopathie im weitesten Sinne, eine Informationsübertragung im Molekularbereich, die laut Hans Grander nur im Bereich des Lebendigen funktioniert und nicht bei toter Materie (z.B. Schwermetalle wie Zink, Cadmium oder Blei). Neben der Kostenersparnis von ca. S 400.000 für nicht mehr aufgewendete Chemie stellen wir die Einsparung von Wartungsstunden fest – nur mehr zehn bis 15 Stunden pro Halbjahr (früher pro Woche). Wir hatten eine Maschine, die aus unerklärlichen Gründen nach einer Funktionsdauer von jeweils acht bis zehn Stunden nicht mehr funktionierte. Die Serviceleute konnten sich nicht erklären, warum. Seit Einbau der Wasserbelebung gibt es dieses Problem nicht mehr."

Wichtig ist Herrn Ondricek auch eine persönliche Erfahrung: „Meine Frau und ich trinken das Granderwasser täglich seit ca. vier Jahren. Ich kann eine positive Änderung an mir selbst feststellen, früher war ich sehr hektisch und gereizt, jetzt bin ich viel belastbarer in der Firma, und die Mitarbeiter wundern sich über meine Veränderung."

Die Indizienlage über die Wirkung des belebten Wassers ist ausgesprochen dicht, darüber besteht nicht der geringste Zweifel. Es sind nicht irgendwelche „Spinner" (solche sind auch aufgetaucht, aber sie waren schnell aussortiert), sondern eher zurückhaltende und ernsthafte Menschen, die über die Wirkung berichten.

Der Gesundheitsaspekt ist mit Sicherheit der problematischste bei der Anwendung von belebtem Wasser. Er ist keineswegs zu standardisieren, es gibt keine genormte Wirkung und noch keine exakte, wissenschaftlich nachvollziehbare Erklärung. Der Hinweis auf die Ähnlichkeit mit der Homöopathie kann zwar als Erklärungsbrücke gesehen werden, vollständig zufriedenstellend ist er jedoch nicht. Vor allem stellt sich sofort die Frage: Wirkt Homöopathie auch bei Pflanzen? Im Garten- und Landbau, und da wieder besonders im biologischen Landbau, soll Wasser nicht gleich Wasser sein.

Einer der ersten, der sich mit dem Zusammenhang von Wachstum, Pflanzenqualität und belebtem Wasser beschäftigte, ist der Salzburger Biolandwirt Johann Feldinger. Er betreibt Landwirtschaft auf rein biologischer Basis, das heißt, daß er weder Kunstdünger noch chemische Unkraut- und Schädlingsvernichtungsmittel verwendet. Seine Salatkressezucht ist die einzige in Österreich. Über seine Erfahrungen mit der Wasserbelebung berichtet er: „Zur Wasserbelebung bin ich gekommen, weil mir jemand von einem Gerät erzählt hat, das Boden, Wasser und Pflanzen belebt. Ich habe mir das Gerät sofort für meinen Betrieb besorgt; wir wirtschaften biologisch, und da ist es notwendig, Leben in die Pflanzen zu bringen, z.B. durch belebtes Wasser, und dieses hat uns vorwärtsgebracht, das ist wichtig für das Bodenleben. Der Boden, die Erde, ist harmonisch, wir verwenden überhaupt keinen Kunstdünger mehr, nur mehr Kompost und belebtes Wasser. Durch das Wasserbelebungsgerät keimt die Kresse viel schneller als bei normalem Wasser. Ich glaube, das passiert durch die Information, die durch das belebte Wasser abgegeben wird. In sechs bis sieben Tagen ist die Kresse im Winter fertiggewesen, wofür sie sonst zehn Tage brauchte. Die Kresse wird viel stärker und dunkler, hat viel mehr Geschmack und läßt sich dadurch auch besser verkaufen. Ich habe die Kresse auf ihre Vitalqualität untersuchen lassen, da ist ein gewaltiger Unterschied zur sonst üblichen festgestellt worden. Die im Labor haben mir nicht sagen können, warum meine Kresse so groß ist, da habe ich ihnen gesagt, daß ich belebtes Wasser verwende. Da meinten sie, daß es davon kommen müsse, anders könnten sie es sich nicht erklären.

Daß das Wasser eine andere Qualität hat, merkt man u. a. an den Kohlrabiblättern, das Wasser bleibt länger haften. Früher, bei nicht belebtem Wasser, ist alles heruntergeronnen. Man sieht auch, der Kohlrabi ist dunkel und schön. Früher hatten wir Probleme mit der Luftfeuchtigkeit im Glashaus, jetzt ist eine sehr gute Luft darin, ein ganz normales Klima, in welchem sich Pflanzen und Menschen wohl fühlen." Ein Gutachten von Dipl. Chemiker Dr. rer. nat. Fritz M. Balzer (öffentlich bestellter und vereidigter Sachverständiger des Hessischen Landesamtes für Ernährung, Landwirtschaft und Landentwicklung, Kassel, für die Bewertung von Bodensubstanzen) bestätigt nach eingehenden Laboranalysen den deutlichen Unterschied zwischen „Feldinger's Hausgartl Kresse" und konventioneller Kresse. Feldinger führt diese überzeugenden Vitalwerte auf das Zusammenspiel der von ihm gewählten biologischen Anbauweise und der Bewässerung mit belebtem Wasser zurück.

Was für seine Pflanzen gut sei, meinte Johann Feldinger, müsse auch für ihn und seine Familie gut sein, und er baute auch in sein Wohnhaus ein Wasserbelebungsgerät ein. Das Wasser aus der

Bio-Pflanzenzüchter Johann Feldinger mit Gattin

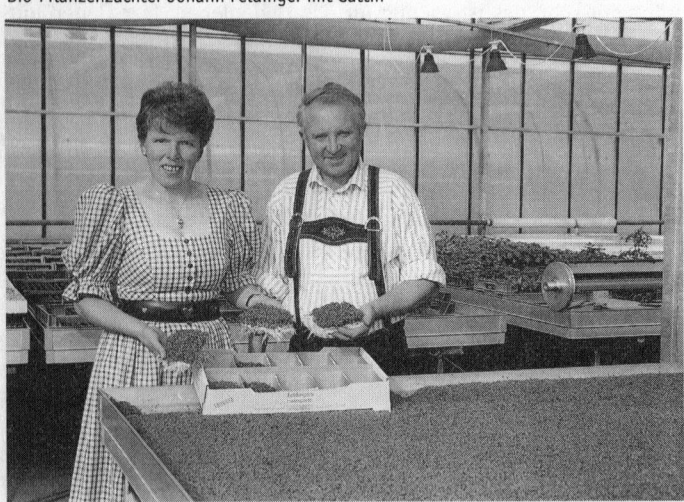

Foto: Christiane Gauß

28

Hauswasserleitung sei vorher aggressiv gewesen, meint er, er litt an einer Allergie, die offenbar unmittelbar mit dem Badewasser zusammenhing, denn sie verschwand, wenn er in Kärnten auf Urlaub war. Mit dem Einbau des Wasserbelebungsgerätes in die Privatleitung war sie verschwunden. Kurz nach dem Einbau kam rotes Wasser aus dem Hahn, der Rost hatte sich aus den Rohrleitungen gelöst. Aber die Sensation für die Familie hat seine Frau beizusteuern, sie behauptet, seither den Verbrauch von Waschpulver um 50 Prozent reduziert zu haben.

Diese drei Beispiele waren Anlaß, die systematische Suche nach den Rätseln des Wassers aufzunehmen. Drei unerklärbare Aussagen, getätigt von Menschen, denen man die Glaubwürdigkeit nicht absprechen kann. Der erste Schritt war die Suche nach historischen Vorbildern. Bekannt ist, daß Paracelsus und Hildegard von Bingen wie fast alle bedeutenden Heiler der Vergangenheit auf die Wirkung von Wasser verwiesen haben. Wir fragten uns aber: Gab und gibt es auch in unserer Zeit Persönlichkeiten, die die traditionelle naturwissenschaftliche Sicht in Frage stellen? Wir stießen dabei auf den oberösterreichischen Förster, Naturforscher und -philosophen Viktor Schauberger, mit Sicherheit eine der faszinierendsten Gestalten, die unser Jahrhundert hervorgebracht hat.

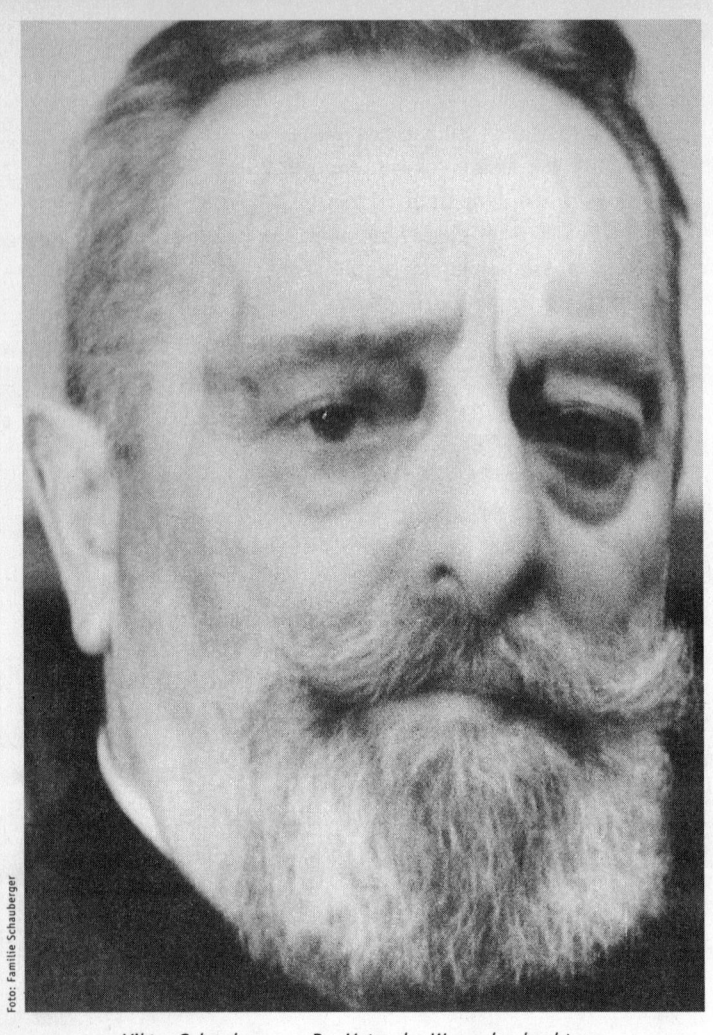

Foto: Familie Schauberger

Viktor Schauberger – Der Vater der Wasserbeobachtung

KAPITEL 2

Viktor Schauberger - Vater der Wasserbeobachtung

„Gegen Ende dieses Jahrtausends wird
ein Liter Wasser mehr kosten als ein Liter Wein."
(Viktor Schauberger, 1935)

Vorweg: Es gibt derzeit eine einzige deutschsprachige Biographie über Viktor Schauberger, die trotz ihrer Unvollständigkeit einen faszinierenden Einblick in das turbulente Leben des Naturbeobachters und -forschers gibt.[1] Unabhängig davon, wie man zu seinen Ansichten stehen mag – seine Biographie allein schon ist spannende Lektüre.

Viktor Schauberger, Jahrgang 1885, erlernte den Beruf des Försters. Bereits vier Generationen vor ihm hatten diesen Beruf ausgeübt. Auf Wunsch seines Vaters hatte Viktor sogar ein akademisches Forststudium begonnen, doch diese Art von Bildung lehnte er instinktiv ab und bestand schließlich an einer Forstschule sein staatliches Försterexamen. Sein Studium betrieb er fürderhin allein im Wald, unter besonderer Berücksichtigung des Wassers und seiner Lebewesen. Seine Grunderkenntnis war, daß die Wassertechniker „alles verkehrt machen". Da er diese Meinung auch öffentlich kundtat, stand der „wissenschaftlich ungebildete" Förster bald einer erbitterten Phalanx von Wasserwissenschaftern (mit Ausnahme einer kleinen Gruppe, die er persönlich

---

[1] Olof Alexandersson, Lebendes Wasser, Ennsthaler Verlag, Steyr 1993

überzeugen konnte) gegenüber, deren bösartige Urteile er folgendermaßen relativierte: „Man hält mich für verrückt. Mag sein, daß man recht hat. In diesem Fall spielt es keine Rolle, ob ein Narr mehr oder weniger auf der Welt ist. Wenn es aber so ist, daß ich recht habe und die Wissenschaft irrt, dann möge der Herr sich der Menschheit erbarmen."

Schauberger beobachtete die Natur und kam zur Ansicht, daß die „Explosionstechnik", die Technik der Verbrennung und Zerstörung, grundsätzlich falsch und im absoluten Widerspruch zur Natur sei. Den Verbrennungsmotoren, den „feuerspeienden Ungeheuern", setzte er die Kraft der „Implosion" entgegen. Er sagte, die Technik „bewege falsch", denn der Verbrennungsvorgang wirke zentrifugal, abbauend und lebensfeindlich, er verwandle hochwertige Naturprodukte wie Kohle und Erdöl in minderwertige Abfallprodukte wie Schlacke und Abgase, die für die Umwelt eine hohe Belastung darstellen und bei anhaltender Anwendung letztendlich deren Zerstörung herbeiführen werden. Außerdem stellten Kohle, Erdöl, Erdgas und Uran wichtige Bausteine der Geosphäre dar. Die Natur selbst bediene sich zersetzender Kräfte nur, um Krankes, Schwaches, nicht mehr Lebensfähiges aufzulösen, in Form von Fäulnis- und Verrottungsvorgängen. Aber auch diese Vorgänge seien wiederum die Ausgangsbasis für die Entwicklung von neuem, höherwertigem Leben. Bei der Verbrennung und der Explosion werde dieses „heilige Prinzip" gewaltsam durchbrochen.

Im Gegensatz dazu sei die Implosion eine Art Veredelung der Produkte, bei der qualitativ minderwertige Stoffe in höherwertige umgewandelt werden. Also genau die Umkehrung des Vorgangs, den die mechanistische Wissenschaft eingeschlagen hatte. „In der Pflanze explodiert ja auch nichts", sagte Viktor Schauberger.

Was ist nun Implosion? Implosion ist schlicht das Gegenteil von Explosion. Unsere gesamte heutige Technik und Energiewirtschaft begründet sich auf Explosion, auf „Ausdehnung", durch Erzeugung von Wärme mittels Verbrennung von rohen oder veredelten Naturstoffen. Nur ein geringer Teil der in diesen Stoffen enthaltenen Energiemenge läßt sich auf diese Weise nutzen. Der weit größere Teil entweicht als Abwärme, in Form von Gasen und Dämpfen in die Atmosphäre oder verbleibt als Verbrennungsrückstand im und auf dem Boden. Diese Rückstände sowie die verbrauchten Produkte und Ausscheidungen großer Industriezweige zehren am Sauerstoff- und Wasserstoffbestand der Erde und führen in ihrem kaum mehr zu bewältigenden Umfang zur Vergiftung, Verpestung und Verseuchung des organischen Lebens in der Erde, im Wasser und in der Luft.

In Gegensatz zur zentrifugalen Explosion wirkt die Implosion nach innen, zum Mittelpunkt hin, also zentripetal. Sie konzentriert ihre Kraft in Richtung Zentrum und ist dann dort am stärksten. In der Natur ist dieses System perfekt verwirklicht. Wir sehen diese Vorgänge in allen Bewegungen der freien Natur. Im Wasser, beim Wind, im Saft der Bäume und im Blut der Lebewesen verlaufen die Bewegungen nicht explosiv, nach außen, sondern implosiv, nach innen, sich auf einem Mittelpunkt konzentrierend, behaupten die Anhänger der Implosionstheorie. Naturbelassene Wasserläufe bilden in sich drehende, einspulende Bewegungen, sie atmen und beherbergen Leben. Sie haben die auffallende Fähigkeit, auch einmündende Abwässer im weiteren Verlauf bis zu einem hohen Grad zu regenerieren und wieder zu verlebendigen.

Auch im Wirbel des Windes herrscht, wie im Strudel des Wassers, die einspulende Bewegung mit Vakuum und Untertemperatur im innersten Kern. Das gleiche System wirkt im fernsten Universum als „Spiralnebel".[2]

Erkannt hat Viktor Schauberger dieses Prinzip bei der Beobachtung der Forelle im Wasser. Er versuchte das Rätsel zu klären, wie eine Forelle aus dem Stand mehrere Meter hoch gegen die immense Kraft eines Wasserfalls springen kann. Seine Erkenntnis: Das im freien Fall sich einspulende Wasser (Implosion) bildet in sei-

---

[2] Schauberger prägte dafür den kompliziert klingenden Begriff der „zykloiden Raumkurvenbewegung" oder auch der „planetaren Bewegung" und meint damit die spiralenförmige Planetenbewegung, die die einzige Form der sich weiterentwickelnden Bewegung sei, da alles, was sich im Kreise drehe, nicht vom Fleck komme. Alles, was sich fortbewegen und entwickeln will, muß seine Bewegungen analog den Planeten ausführen.

nem Mittelpunkt einen in die entgegengesetzte Richtung tendierenden Sog. Die Forelle sucht diesen Sog, sie dreht sich vorbereitend
meist in einem ausgehöhlten Becken, in das der Wasserfall unter
donnerndem Getöse einmündet. Sie kreist in immer enger werdenden Kurven um dieses brausende Geschehen. In immer enger
werdenden Windungen arbeitet sie sich an das Zentrum dieses
Sogs heran. Sobald sie an der engsten Stelle ist und die fallenden
Wassermassen für den Bruchteil einer Sekunde eine Einschlupflücke freigeben, flitzt sie hindurch und fliegt, vom Sog dieser Mitte
angesaugt, blitzschnell den Wasserfall hinauf und wird darüber
hinaus noch in die Luft geschleudert. Oben landet sie im ruhigen
Oberwasser und setzt ihre Reise bis zum nächsten Wasserfall fort,
so lange, bis sie ihren idealen Laichplatz gefunden hat (wiederum
im Sinne der Implosion in der Nähe der Quelle, des Zentrums).

Dieses Beispiel macht anschaulich, was in jeder strömenden
Bewegung der Wolken, der Winde und des Wassers an innerer
Energie wirksam ist. Ähnlich wie die Forelle im Wasser verhalten
sich auch die Vögel in der Luft. Diese geheimnisvolle Energie ist
vorhanden und wartet darauf, vom Menschen ähnlich genutzt zu
werden wie von Fisch und Vogel. Bis dahin ist noch ein weiter
Weg.

Viktor Schauberger hat mit wunderschönen Worten, die in der
Literatur kaum ihresgleichen finden, seine tiefe Beziehung zur
Beobachtung der Natur und zum Wasser beschrieben: „Schon seit
frühester Kindheit war es mein sehnlichster Wunsch, die Natur zu
verstehen und mich dadurch der Wahrheit zu nähern, die ich
weder in der Schule noch in der Kirche finden konnte. So zog es
mich immer wieder hinaus in den Wald, und stundenlang konnte
ich das Fließen des Wassers beobachten, ohne müde oder verdrossen zu werden. Ich wußte damals noch nicht, daß das Wasser
der Träger des Lebens oder der Urquell dessen ist, was wir als das
Bewußtsein bezeichnen. Ahnungslos ließ ich das fließende Wasser
an meinen suchenden Augen vorüberrinnen und wurde erst nach
Jahren gewahr, daß dieses rinnende Wasser unser Bewußtsein
magnetisch anzieht, ein Stück mitnimmt, mit einer Kraft, die oft so
stark wirkt, daß man das eigene Bewußtsein vorübergehend

verliert und unfreiwillig tief einschläft. Und so begann ich nach und nach mit diesen Kräften des Wassers zu spielen und gab dieses sogenannte freie Bewußtsein hin, um es vorübergehend dem Wasser zu überlassen. Nach und nach wurde aus diesem Spiel ein tiefer Ernst, weil ich sah, daß man das eigene Bewußtsein aus dem Körper entbinden und in das Wasser einbinden konnte. Nahm ich es wieder an mich, dann erzählte mir das dem Wasser geborgte Bewußtsein oft seltsame Dinge. So wurde aus einem Forschenden ein Forscher, der sein Bewußtsein sozusagen auf Entdeckungsreise aussenden konnte, und so erfuhr ich Dinge, die der übrigen Menschheit entgingen, weil sie nicht wußte, daß der Mensch in der Lage ist, sein freies Bewußtsein überall dorthin zu senden, wo das sehende Auge nicht hinblicken kann.

Dieses sozusagen mit verbundenen Augen übende Sehen gab mir schließlich die Verbundenheit mit der geheimnisvollen Natur, die ich nun langsam erkennen und in ihrem eigenen Weben verstehen konnte. So wurde es mir nach und nach auch klar, daß wir Menschen gewohnt sind, alles verkehrt und unrichtig zu sehen. Die größte Überraschung aber war, daß wir Menschen das Wertvollste nutzlos abfließen lassen und von der großen Geistigkeit, die in uns einströmt, nur die Fäkalien behalten."

Das Wasserrätsel ist ein Menschenrätsel. War Viktor Schauberger ein Mensch, der in eine Zeit, in einen Raum und in eine Dimension hineinsehen konnte, die uns noch unbekannt ist? Hatte er den Zugang zu seinem Wissen nicht über Analyse, Erfahrung und Forschung, sondern über eine andere Art von Sehen erlangt? Vieles spricht dafür. Ein Zugang, bei dem wissenschaftliche Vorbildung möglicherweise nur hinderlich gewesen wäre. Schauberger ließ sich am Flußufer in eine Art Halbtrance versetzen, um daraus seine Erkenntnisse zu saugen, Johann Grander meditiert in seiner Holzhütte oder geht in sein Bergwerk, wenn er „oben anfragt" und dann auf Antwort wartet. Es gibt noch einige prominente Zeugen für ähnliche Vorgänge, die ihre unendliche Kraft, ihre wunderbare überirdische Kunst aus einem Bereich herbeiholen, zu dem nur ganz wenige Menschen Zutritt haben.

Herbert Pietschmann, ein konstruktiver Kritiker der traditionellen Naturwissenschaft, zitiert in seinem Werk „Das Ende des naturwissenschaftlichen Zeitalters" (Weitbrecht-Verlag 1995) die Unterhaltung zwischen Johannes Brahms, einem Geiger und einem Musikkritiker: „Im Zuge eines Gespräches zwischen Johannes Brahms, dem Geiger und Musikkorrespondenten Arthur Abell und dem Violinvirtuosen Joseph Joachim eröffnete ihnen Brahms sein Geheimnis, wie er beim Komponieren zu Werke ging, bewegt von Seelenkräften in ihm und vom Geist des Allmächtigen selbst erleuchtet. Immer wieder kam Brahms auf Beethoven zu sprechen, wie dieser mit der höheren Macht in Verbindung trete, indem er bekannte, daß er eins sei mit dem Schöpfer, wenn er komponiere. Sehr wenige Menschen gelangen zu dieser Erkenntnis, weshalb es so wenige große Komponisten oder schöpferische Geister auf allen Gebieten menschlichen Bemühens gibt. Über all das denke ich nach, sagte Brahms, bevor ich zu komponieren anfange. Dies ist der erste Schritt. Wenn ich den Drang in mir spüre, wende ich mich zunächst direkt an meinen Schöpfer und stelle ihm die drei in unserem Leben auf dieser Welt wichtigsten Fragen: Woher – Warum – Wohin!

Ich spüre unmittelbar danach Schwingungen, die mich ganz durchdringen. Sie sind der Geist, der die inneren Seelenkräfte erleuchtet, und in diesem Zustand der Verzückung sehe ich klar, was bei meiner üblichen Gemütslage dunkel ist; dann fühle ich mich fähig, mich wie Beethoven von oben inspirieren zu lassen. Vor allem wird mir in diesen Augenblicken die ungeheure Bedeutung der höchsten Offenbarung Jesu bewußt: ‚Ich und der Vater sind eins'! Diese Schwingungen nehmen die Form bestimmter geistiger Bilder an, nachdem ich meinen Wunsch und Entschluß bezüglich dessen, was ich möchte, formuliert habe, nämlich inspiriert zu werden, um etwas zu komponieren, was die Menschheit aufrichtet und fördert – etwas von dauerhaftem Wert. Sofort strömen die Ideen auf mich ein, direkt von Gott; ich sehe nicht nur bestimmte Themen vor meinem geistigen Auge, sondern auch die richtige Form, in die sie gekleidet sind, die Harmonien und die Orchestrierung. Takt für Takt wird mir das fertige Werk offenbart, wenn ich mich in dieser seltenen, inspirierten Gefühlslage befinde; … ich muß mich im Zustand der Halbtrance befinden, um solche Ergebnisse zu erzielen – ein Zustand, in welchem das bewußte Denken vorübergehend herrenlos ist und das Unterbewußtsein herrscht, denn durch dieses, als einem Teil der Allmacht, geschieht die Inspiration. Ich muß jedoch darauf achten, daß ich das Bewußtsein nicht verliere, sonst entschwinden die Ideen."

Als ihn darauf Joachim unvermittelt fragte, warum nicht auch er Inspirationen wie Brahms empfangen könne, auch er habe sich bemüht zu komponieren, aber seine Werke „werden immer mehr vernachlässigt und bald vergessen sein", erwiderte ihm Brahms: „Es ist schwierig, wenn nicht unmöglich, eine Erklärung dafür zu finden, warum einem Komponisten die Inspiration reicher zuteil wird als einem anderen, aber ich kann den Finger auf eine schwache Stelle in deiner Vergangenheit legen, Joseph – zuviele Ämter und Würden."

Oder wie steht es mit Anton Bruckner, dem Musikanten Gottes, der auf die Frage, woher er seine musikalische Schaffenskraft und seine Inhalte habe, nur stereotyp antwortete: „Von Gott"! Und Mozart: Biographen haben errechnet, daß er sein musikalisches Wissen in seinem kurzen Leben niemals erlernt und auch sein gigantisches Volumen an Kompositionen niemals in einer gewöhnlichen Art von Annäherung an ein Meisterwerk mit Versuch und Irrtum habe schaffen können[3]), sondern nur durch absolut perfekte, treffsichere, irrtumsfreie, also übermenschliche Eruption an unendlich vollkommener Kunst.

Während es gar nicht so schwer ist, glaubhaft zu machen, daß große Musiker in Dimensionen vordringen, die dem besten Musiktheoretiker verschlossen bleiben, weil in der Musik die Praktiker mehr gelten als die Theoretiker, ist es in der Naturwissenschaft genau umgekehrt. Die „Theoretiker" gelten als Pächter des absolutes Wissens und die „ungebildeten Praktiker" als nicht ernstzunehmende Sonderlinge. Das System der Naturwissenschaft ist selbst dann nicht vom hohen Roß herunterzubekommen, auf das es sich selbst gesetzt hat, wenn Tante Amalies Gichtzehe eine

---

[3]) Hartmut Gagelmann, Mozart hat nie gelebt. Eine kritische Bilanz, Verlag Herder 1990

wesentlich präzisere Wetterprognose liefert als das durch tausende Meßpunkte unterstützte Computerprogramm der Metereologen.

Besonders auf eine Frage hat die traditionelle Naturwissenschaft keine Antwort, nämlich auf die, warum sie in ihrem Forschungsstreben sich nicht nach der absoluten Perfektion der Natur orientiert, die keine Irrtümer, keinen Abfall und ständige Wiederkehr kennt. Warum sie bemüht ist, Systeme zu schaffen und zu perfektionieren, die verbissen die Absicht haben, die Natur zu bezwingen, ihr zwar Geheimnisse und Regeln zu entlocken, aber diese postwendend gegen sie zu verwenden, um damit den ebenso hoffnungslosen wie kindischen Versuch zu starten, über sie zu triumphieren, anstatt sich mit ihr zum gemeinsamen Nutzen zu verbünden. Schlimmerweise geschieht dies noch dazu zu ihrem eigenen Nachteil und zum Nachteil der gesamten Menschheit, bis hin zu deren Existenzgefährdung. Die Historiker werden unsere Generation einmal nicht verstehen.

Viktor Schauberger hat bereits im Jahre 1928 vor den Folgen des fatalen Irrweges der rücksichtslosen Naturnutzung gewarnt:

„Was wäre über den Wald und sein Leben nicht alles zu sagen! Meine Aufgabe ist es leider, bereits über sein Sterben zu schreiben. Es sollen diejenigen Menschen auf die entsetzlichen Fehler aufmerksam gemacht werden, die in der Lage sind, dem unter der Hand naturfremder Menschen sterbenden Wald in vielleicht letzter Stunde zu helfen. Wenn irgend ein Mensch stirbt, läuten die Glocken. Wenn der Wald stirbt und mit diesem ein ganzes Volk zugrunde geht, rührt kein Mensch einen Finger. Jedem Sterben eines Volkes ging bekanntlich das Sterben des Waldes voraus. Es wird vielleicht Jahrhunderte dauern, bis sich der Wald wieder so erholt haben wird, wie er noch vor wenigen Jahrzehnten war. Die breite Masse steht diesem langsam vor sich gehenden Qualitätsverfall verständnislos gegenüber. Sie sieht noch überall Wald und läßt sich von Statistiken irreführen, die nachweisen, daß heute am Hektar mehr Festmeter Gutholz stockt als früher."

Das Grundübel ist unsere Art der Nutzung fossiler und atomarer Energieformen: Nach dem von Schauberger vertretenen Implosionsprinzip lautet die Frage des Energieproblems daher nicht, wie man das Fallgewicht des zu Tale strömenden Wassers oder die durch Temperatur- und Druckunterschiede entstehenden Winde in Meterkilogramm einfängt oder die durch Verbrennungswärme sich dehnenden Dämpfe und Gase auf Turbinenflügel und Zylinderkolben leitet, wobei man unter großem Aufwand doch nur den Bruchteil der tatsächlich innewohnenden Energie erfaßt.

Die Anhänger der Implosionstheorie kritisieren, daß die heutige Bewegungslehre nur die kreisende Bewegung kennt, auf der sich die ganze Technik gründet. Die Naturgesetze gingen aber von einem System aus, dessen Kennzeichen die spiralförmige, planetare Bewegung sei. Erst damit komme man an die im Kosmos und Erdorganismus herrschenden Regeln heran und könne lernen, sie zu handhaben, ohne dadurch die Ordnung im Kosmos und Erdorganismus zu untergraben, wie dies so besonders durch die alles Leben vernichtende Technik der Kernspaltung geschehe.

Anstatt das herrschende Zerstörungssystem zu optimieren und zu perfektionieren, ist nach einem anderen System zu suchen, das keine Substanz verbraucht – bei dem nichts verbrannt wird –, wo es keine Rückstände in Form von verseuchten Gewässern, verpesteter Luft und radioaktiver Atom-Asche gibt, die nirgends auf der Welt beseitigt werden kann, ohne eine wachsende Gefahr für alle Lebewesen zu bleiben. Bei technischer Umsetzung der planetaren Bewegungsform werden die zur Energieerzeugung genutzten Medien – genau wie bei den Naturvorgängen – veredelt. Statt totem Abwasser entsteht hochwertiges Wasser, wie aus einem Gebirgsquell, und statt Rauch gesunde Luft.

Natürlich ist heute noch alles Illusion und Theorie, nur – wer kennt auf Dauer einen anderen Weg? Umgekehrt: Ist es nicht die größte Herausforderung der Menschheitsgeschichte, einem System nachzuspüren, das synchron mit dem Rhythmus der Natur läuft und dadurch eine Überlebenschance über Jahrmillionen hat? Das den Menschen wieder zum Bestandteil einer harmonischen Evolution zurückführt, ihn wieder versöhnt mit der Natur, die Wunden verheilen läßt und aus der neuen Einheit phantastische Kraft und ein völlig neues Lebensgefühl schöpft?!

Viktor Schauberger hat unbeirrt, leider in seiner Zeit auch

ungehört, die Kehrtwende gefordert. War der Zeitpunkt zu früh, war damals der Druck im Kochtopf noch nicht stark genug, ist die Zeit inzwischen reif?

Was ist es, das Viktor Schauberger für die übernächste Generation noch so bedeutend macht? Wasser ist etwas Bewegliches und doch so Endgültiges, es ist atypisch und anomal, gehorcht ohnehin nicht den Gesetzen der Natur, denn es hat nicht, wie es sich gehören würde, bei null Grad seine höchste Dichte, sondern bei plus vier Grad. Wasser ist das Elixier des Lebens, der schwerste Goldbarren relativiert sich, wenn der lebenserhaltende Schluck Wasser fehlt.

Man versetze sich in die Lage eines Försters der Zwischenkriegszeit, dessen Gehalt gerade ausreicht, ordentlich seine Familie zu ernähren, und aus dessen Feder folgende Sätze stammen: „Die Wahrung des Wassergeheimnisses ist auch ein Mittel, um dem Gelde die Zinskraft zu sichern. Der Zins gedeiht nur in der Mangelwirtschaft. Ist das Problem der Wasserentstehung gelöst, und wird es dann möglich, jedes Wasserquantum und jede Wasserqualität an beliebigen Orten herzustellen, ist man in der Lage, ungeheure Wüstenflächen wieder urbar zu machen, wird der Kaufwert der Nahrung und zugleich der Kaufwert der Maschinenkraft auf ein solches Minimum gesenkt, daß es sich nicht mehr lohnt, damit zu spekulieren. Nahrungsfreiheit und kostenlose Maschinenkraft sind so umstürzende Begriffe, daß das gesamte Weltbild und auch alle Weltanschauungen eine Veränderung erfahren werden. Die Wahrung des Geheimnisses Wasser ist daher das größte Kapitel des Kapitals, und aus diesem Grunde wird jeder Versuch, der dieser Klärung dient, rücksichtslos im Keime erstickt."

Viktor Schauberger war ein ideologisch-gesamtheitlicher Denker, dessen Visionen weit über seine eigene Verweildauer auf der Erde hinausgingen. Er war überzeugt, daß die Physik nur einige wenige oberflächliche und formale Erkenntnisse über Wasser besitze, und daß das wahre Wissen über Wasser nicht einmal ernsthaft angetastet sei und mit den wirklichkeitsfremden formalistischen Gesichtspunkten der Naturwissenschaft auch gar nicht erkennbar sei. Die Naturgesetze des Wassers seien schlicht anders, als dies die Wissenschaft behaupte. Er trat auch den Beweis an. Untrennbar ist der Name Viktor Schauberger mit der Konstruktion von Holzschwemmanlagen verbunden. Als er sah, wie Menschen und Tiere geschunden wurden, um Holz aus den hintersten Wäldern zu transportieren, studierte er zu Tale fließendes Wasser, beobachtete, wie sich Wasser spiralenartig in eigenartigen, bald links-, bald rechtsläufigen schlangenartigen Windungen fortbewegte. Er schloß daraus, daß Wasser durch diese Art der Bewegung einen ungeahnten Energiezuwachs erhalte, durch den seine Trag- und Schleppfähigkeit erhöht werde. Nach diesem Vorbild konstruierte er Schwemmkanäle, zuerst im oberösterreichischen Hintergebirge, dann im Auftrage der Regierung in ganz Österreich und später sogar außerhalb Europas.

Von seinem Vater hatte Viktor Schauberger noch zusätzliche Weisheit über den Holztransport mitbekommen. Dieser riet ihm: „ Transportiere schweres Buchenholz (Buchenholz ist mit einem spezifischen Gewicht von 0,85 -1,12 teilweise schwerer als Wasser und daher nur begrenzt schwimmfähig; Anm. des Verfassers) niemals bei Tag, sondern in mondhellen Nächten, denn das von der Sonne bestrahlte Wasser wird müde und faul, es rollt sich ein und schläft, während es bei Nacht und besonders bei Mondschein frisch und lebendig wird, so daß es die Buchen- und Tannenklötze, die schwerer als Wasser sind, zu tragen vermag." Entgegen allen bekannten Systemen von Schwemmkanälen funktionierten die Schaubergerschen mit ganz wenig Wasser, die Baumstämme schlenkerten, ebenso wie das Wasser, in schlangenartigen Bewegungen zu Tal. Den Rat seines Vaters berücksichtigte er insofern, als er das Wasser nach einer gewissen Zeit (wenn es erwärmt und müde war) ableitete und kaltes frisches („fleißiges") Quellwasser zuleitete. Millionen Kubikmeter Holz wurden in bis zu 50 Kilometer langen Schwemmkanälen in der Zwischenkriegszeit auf diese Weise aus den hintersten Wäldern geholt. Als er bemerkte, daß sein Wissen nicht mehr zur natürlichen Nutzung der Wälder, sondern zum brutalen Raubbau verwendet wurde, weigerte er sich, weitere Schwemmkanäle zu bauen.

Selbstverständlich hatte er Neider. Staatliche Stellen, die auf das „Wasserwunder" aufmerksam gemacht wurden, schickten ihm den damals (und heute noch) weltweit anerkannten Hydrologen Professor Forchheimer, damit dieser den „Scharlatan" ein- für allemal widerlege. Wozu Forchheimer auch anfangs fest entschlossen war. Er studierte die Schwemmkanäle genau. Doch mit allen Formeln, Kurven und Profilen kam er dem Geheimnis des Funktionierens dieser Anlagen keinen Millimeter näher. Nach den bekannten Gesetzen der Physik hätten sie nicht funktionieren dürfen. Daran hat sich bis heute nichts geändert. Versuche, im staatlichen Auftrag später die Schwemmkanäle nachzubauen, scheiterten, die imitierenden Konstrukteure hatten den Vater des Gedankens nie verstanden. Anders reagierte Forchheimer: Der alte Professor entwickelte Sympathie für den hitzköpfigen Eigenbrötler. Daraus wurde eine väterliche Freundschaft zwischen dem Wissenschafter und dem Förster. Durch seine Anerkennung der Schaubergerschen Erfolge geriet der jahrzehntelang unumstrittene Forchheimer selbst ins Kreuzfeuer der Kollegenschaft an der Universität. Forchheimer gab zu, nur in Formeln denken zu können, und damit seien ihm die Phänomene der Schaubergerschen Wassernutzung nicht erklärbar. Er meinte, Schauberger denke auf eine Art und Weise, wie sie kein anderer Mensch kenne, und dies sei nicht vereinbar mit der Denkweise der Wissenschaft. An anderer Stelle erklärte er, "... daß der Tag kommen wird, an dem Schaubergers Ideen unsere Umwelt verändern werden."

Wie tief die Überlegungen des alten Professors gingen, zeigen seine vermächtnisartigen Worte: „Ich bin froh, daß ich schon 75 Jahre alt bin. Es kann mir nicht viel schaden, für Ihre Ideen einzutreten. Irgendwann kommt die Zeit, in der man sie umfassend verstehen wird."

Rücken wir dieser Zeit gegenwärtig ein Stückchen näher? Jedenfalls scheint das Bekenntnis des großen Wissenschafters Max Planck Viktor Schauberger auf den Leib geschrieben: „...Neue Ideen, Erkenntnisse, die im Widerspruch zu geltenden Anschauungen stehen, werden in der ersten Phase von der Wissenschaft bekämpft, ebenso ihre Vertreter. Erweisen sich diese Ideen doch nicht als ganz unhaltbar, werden sie in der zweiten Phase von der Wissenschaft überprüft, und falls sie Anerkennung finden, werden sie in der dritten Phase als Ergebnisse wissenschaftlicher Forschung dargestellt, wobei dem oder den geistigen Vätern solcher Erkenntnisse kaum Tribut gezollt wird."

Diese Form des Ideenklaus dürfte auch der bekannte Gelehrte und Gründer des Wiener Technischen Museums, Dr. Wilhelm Exner, der sehr viel von Schaubergers Lehren hielt, nicht ausgeschlossen haben. Daher faßte er das Gedankengut über die Gesetzmäßigkeit der Wasserbewegung zusammen und deponierte die Schrift in der Akademie der Wissenschaften, damit dann, wenn diese „neuen Erkenntnisse sich durchgesetzt haben werden", der einfache Waldmeister als deren eigentlicher Schöpfer und Entdecker nachgewiesen werden könne.

Das Leben und Werk Viktor Schaubergers ist erst in Ansätzen erforscht und dokumentiert. Man kann davon ausgehen, daß bei der Beschäftigung mit Viktor Schaubergers Arbeit, durch die Überprüfung seiner Theorien und vielleicht beim Versuch, seine Geräte nachzubauen, dem Rätsel des Wasser noch nähergerückt werden kann. Für Interessierte seien hier noch die wichtigsten biographischen Daten festgehalten:

Nach dem Ersten Weltkrieg wurde Schauberger Förster in den Besitzungen des Fürsten Schaumburg-Lippe in Oberösterreich. Dort baute er auch den ersten Schwemmkanal nach dem oben angeführten Prinzip. Nach langen Widerständen wurde die Regierung auf Schauberger aufmerksam. Landwirtschaftsminister Rudolf Buchinger wollte ihn nach Wien holen. Im Beisein von Bundeskanzler Dr. Ignaz Seipel wurde ein Vertrag mit hohem Gehalt entworfen, der per Sondergesetz durch das Parlament gehen sollte. Die hohen Beamten intrigierten gegen ihn und verhinderten, daß das Parlament den Vertrag ratifizierte. Schlußendlich kam Schauberger doch in den Staatsdienst, konnte sich aber nie wirklich frei entfalten. Er beschrieb diese Zeit: "Eine gedeihliche Arbeit war unmöglich. Wie ein Mann standen mir Hunderte von Staatsbeamten wie eine geschlossene Abwehrmauer gegenüber. Ich reizte diese hohen und höchsten Staatsbeamten und auch die Politiker und Hochschulprofessoren maßlos, wie ich es einst mit meinen Mittelschulprofessoren getan hatte. Ich wurde zu verschiedenen Regierungen eingeladen, sprach mit den Gelehrten aus aller Welt. Ich bekam sehr gute Angebote, meist aus jüdischen Industriekreisen und deren gleichdenkenden Ministern und Ministerpräsidenten. Rußland machte durch Delegierte Anträge. Der Krone nahestehende englische Finanzkreise machten äußerst günstige Angebote. Franzosen, Jugoslawen und Bulgaren kamen. König Boris lud mich zu sich, und der spätere rumänische Staatschef lud mich zu Tisch. Kurz, ich wäre in kurzer Zeit Millionär geworden, wenn ich es gewagt hätte, die Sache in diesem Umfange anzufassen, bevor die Idee voll ausgereift war. Noch ist es zu früh, sagte mir eine innere Stimme. Es wird eine Zeit kommen, in der diese Entdeckung der ganzen Welt zur wissenschaftlichen Wiedergesundung verhelfen wird. Je länger die Menschen die verkehrten Bewegungsanstöße benutzen, um so gefährlicher werden die daraus resultierenden Reaktionen.

Bundeskanzler Dollfuß bot mir schließlich das Ackerbauministerium an. Ich lehnte mit dem Hinweis ab, daß ich doch sein politisches Fundament, die kirchlich-christliche Glaubenslehre, bekämpfe, die, gleichgültig, ob bewußt oder unbewußt, der größte Betrug und Selbstbetrug und eine der maßgebendsten Ursachen des wirtschaftlichen Gesamtverfalls sei. Das ist deshalb der Fall, weil die Kirche den Weg verschüttet hat, der vom Jenseits ins Diesseits und umgekehrt wieder ins Jenseits führt. Mit anderen Worten, durch sinnlose Glaubenslehren, aus denen eine entwicklungsunfähige Großarbeit, ,die feuerspeiende Technik', entsprungen ist und die gesamte Wirtschaft den unaufhaltbaren Krebsgang wird gehen müssen.

Dollfuß hat mir diese ehrliche Meinungsäußerung nie vergessen, und ich wurde entlassen. Ich konnte für längere Zeit nirgends mehr Fuß fassen und mußte von meinen Ersparnissen arbeitslos leben."

Im Juli 1934 wurde Schauberger von einem Kaffeeindustriellen namens Roselius nach Berlin eingeladen. Dort stellte sich heraus, daß Hitler ihn sprechen wollte. Hitler zeigte sich hochinteressiert an seinen Theorien und versprach ihm volle Unterstützung für seine Forschungen. Allerdings war bei der Besprechung auch ein Ministerialdirektor namens Wilhun anwesend, mit dem Schauberger Monate davor großen Krach gehabt hatte und der einer der erbittertsten Feinde Schaubergers war. Nach einem weiteren heftigen Disput mit Wilhun nach der Unterredung mit Hitler verließ Schauberger Berlin.

In Österreich arbeitete er für große Baufirmen und verdiente ausgezeichnet.

Mit Kriegsbeginn wurde es für Viktor Schauberger wieder eng, er machte kein Hehl aus seiner Abneigung gegen Hitler: „Nie konnte ich verstehen, daß die Menschenmassen sich so toll gebärden. Ich verfolgte aufmerksam die Entwicklung und wußte vom ersten Tage an, daß die Forcierung der Technik auf allen Seiten in einer noch niemals dagewesenen Katastrophe enden würde. Ich machte leider nie aus dieser meiner felsenfesten Überzeugung ein Hehl, und die logische Folge war, daß ich seit diesem Tage überwacht und ab Spätherbst 1940 von der Gestapo auf Schritt und Tritt beobachtet wurde. Schließlich wurde ich aus der Wohnung geholt und einem strengen Verhör unterzogen. Doch ich wurde wieder auf freien Fuß gesetzt und dann nur noch schärfer beobachtet. Eines Tages wurden meine Apparaturen vom OKW (Oberkommando der Wehrmacht) beschlagnahmt. Ich reichte gegen die oberste Militärbehörde Klage ein. Rechtsanwalt Dr. Thun-Hohenstein vertrat diese, worauf das OKW die Apparaturen wieder ausfolgen mußte. Die erwartete Katastrophe trat ein, und mit knapper Not entging ich der Hinrichtung durch die SS im Konzentrationslager Mauthausen."

Die Apparate, mit denen er sich beschäftigte, nannte er „Repulsinen". Damit sollte die Umsetzung der „Implosionstheorie" in die Praxis möglich sein. Vorbild war die von ihm im Fluß beobachtete Forelle, die trotz starker Strömung ruhig stehen kann und die bei Gefahr vom Stand nach vorne flieht. Dazu ist ein ungeheurer Kraftaufwand nötig, der nach Meinung Schaubergers durch die spiralenförmige Bewegung (Implosion) des Wassers beim Durchfließen der Kiemen entsteht. Das ausströmende Wasser wird dann in schraubenförmiger Bewegung um den Fischkörper gelenkt. Dies entspricht einer spiralförmigen Bewegung des Wassers von außen nach innen, die Geschwindigkeit des Wassers um den immer dünner werdenden Körper wird größer, es folgt eine Energiesteigerung, die den Fisch mit großer Kraft gegen die Strömung treibt.

Diese Kraft, so Schauberger, sei auch für Energiemaschinen jeder Art nutzbar. In politisch kritischen Zeiten sind solche Ideen von besonderer Bedeutung. Der langjährige Herausgeber der biotechnischen Schriftenreihe „Implosion" und geistige Weggefährte Schaubergers, Alois Kokaly, berichtet über dessen weiteren Lebensweg: [4]

„Als ich im Jahre 1942 von einem befreundeten Lehrer, welcher einen Briefwechsel mit Viktor Schauberger führte, erfuhr, daß dieser einen Motor bauen will, der ohne Energiezufuhr eine hohe Leistung abgeben sollte, faßte ich den Entschluß, mir diesen Mann einmal anzusehen...

Es war im Jahre 1943. Der Krieg hatte seinen Höhepunkt überschritten, das Ende zeichnete sich ab. In der Rüstungsindustrie waren kaum noch Ersatzteile für die zerschlissenen oder zerbrochenen Maschinen erhältlich. Sie mußten in komplizierten Schweißverfahren wieder gebrauchsfähig gemacht werden. Dazu waren qualifizierte Fachkräfte erforderlich, die eine besondere Ausbildung genossen haben. So kam ich zur Schweißtechnischen Lehr- und Versuchsanstalt nach Wien... Wenn ich heute zurückschaue, war es ein verhängnisvolles Unterfangen, denn was ich in den 14 Tagen allabendlich bei Viktor Schauberger sah und hörte, hat meine bisherigen Anschauungen auf allen Gebieten zerstört. Es kam mir alles irgendwie utopisch vor, doch wem geht es nicht auch so, wenn man zum ersten Male etwas von der Gesetzmäßigkeit der Biotechnik und von Implosion hört. Erst auf

---

[4] Die Zeitschrift „Implosion" wird von Kurt Lorck, Windschlägerstraße 58, D-77652 Offenburg, herausgegeben und enthält umfangreiche Informationen zur Biotechnik und zur Implosionslehre.

der Heimfahrt im Zug ging mir das Licht auf, daß es sich beim Implosionsgeschehen um energetische Prozesse handelt, die durch bestimmte Bewegungsvorgänge unter Einfluß der Katalysatoren ausgelöst werden. Das war der entscheidende Schritt und die erste Lektion im Grundlehrgang bei Viktor Schauberger.

Viktor Schauberger arbeitete damals an einer ,Fliegenden Scheibe'. Es sollte ein Raumfahrtpanzer werden, der 7 Tonnen schwer und praktisch unzerstörbar ist. Die Antriebskraft sollte 3/4 PS bei 20 000 Umdrehungen in der Minute sein. Das ganze Monstrum hätte also notfalls mit einem Fußpedal betrieben werden können... Mit den zeichnerischen Unterlagen fuhr ich wieder an die Ruhr zurück, und mit Hilfe von Freunden und Mitarbeitern war alles schnell fertig. Als ich mit dem Transport nach Wien kam, sollte ich alles bei der Maschinenfabrik Firma Kertl abgeben. Die Teile waren alle verkupfert und schön anzusehen. Der Direktor, den man eiligst gerufen hatte, kam mit einem hochroten Kopf angelaufen und wollte mich hinauswerfen. Er zeigte mir ein großes Loch im Fabrikdach, durch welches ein Versuchsgerät gesaust war, als es sich von der Verankerung losgerissen hat. Da diese Versuche inzwischen zu einem Rüstungsauftrag geworden waren, meinte der Chef, daß man alles in seinem Werk fertigmachen müsse. Wenn aber alles fertig ist, soll es vor der Fabrik auf dem Bürgersteig abgestellt werden, und Schauberger soll zusehen, wie er es wegbekommt.

Viktor Schauberger war über die gelungene Arbeit sehr erfreut. Er schenkte mir eine Zeichnung, nach der ich mir ein Edelwassergerät bauen sollte. Das war der Dank dafür, daß ich ihm wertvolle Maschinenteile und viele Rauchwaren brachte. Erst viel später habe ich erkannt, daß in dieser Zeichnung alle Geheimnisse der Implosion verborgen liegen. Der Krieg neigte sich dem Ende zu, und in den Bombennächten haben wir das Gerät hergestellt. Mit Viktor Schauberger hatte ich vereinbart, daß ich mit dem fertigen Gerät nach Wien kommen werde, und wir setzen es dann gemeinsam in Betrieb. Es sollte aber anders kommen.

Schauberger war inzwischen zu den Fallschirmjägern eingezogen und dann von der SS reklamiert worden, um die ,Fliegenden Scheiben' zu bauen. Gleichzeitig sollte auch in dem von uns gebauten Gerät Treibstoff gewonnen werden. Kohlenstoff und Wasserstoff sollten im Implosionsverfahren emulgiert (vereinigt) werden. Schauberger soll das einmal und dann nicht wieder gelungen sein. Die Hochzeit der Elemente hängt in erster Linie von den Schwingungsbereichen ab, in denen der Vorgang abläuft. Ich sollte das Gerät in einer SS-Kaserne in Wien abgeben. Das ging mir natürlich nicht nach der Mütze, und nach vielem Zögern und Aufforderungen bin ich dann mit dem ganzen Kram nach Wien gefahren. Wien war damals schon den Bombenangriffen ausgesetzt... Von der Apparatur habe ich weiterhin nie wieder etwas gesehen. Wahrscheinlich ist sie nach Leonstein, dem Außenlager des Konzentrationslagers Mauthausen bei Linz, gekommen. Dort wurde eine Fabrik eingerichtet, und Schauberger hat mit polnischen und tschechischen Ingenieuren gearbeitet. Das Kriegsende hat dort jede weitere Arbeit beendet, und die Geräte sollen von der Besatzungsmacht, den Amerikanern, konfisziert worden sein.

Ich verlor Viktor Schauberger in der Turbulenz der Nachkriegszeit aus den Augen. Nach einer Reihe von Briefwechseln konnte ich mich bei einem Besuch in Linz im Jahre 1953 vom Fortgang der biotechnischen Entwicklung informieren. Viktor Schauberger beschäftigte sich damals mit der Konstruktion eines Heimkraftwerkes. Er sah die kommende radioaktive Verseuchung der Welt voraus und wollte sie mit einer lebensfreundlichen Energie verhindern. Meine Warnung allerdings schlug er in den Wind, als ich ihm sagte, daß sein Unternehmen ein gefährliches Abenteuer sei, weil noch viel zu starke Kapitalinteressen im Spiele waren.

Auf einer Vortragsreise kam ich im Jahre 1958 wieder nach Linz. Schauberger war aber schon in Bad Ischl mit einigen Amerikanern, die ihn aus begreiflichen Gründen abzuschirmen versuchten. Es gelang mir aber doch, Herrn Schauberger zu kontaktieren, und ich versuchte ihn von seiner Reise in die USA abzuhalten, da ich schnell das Spiel durchschaute. Er sah aber wegen seines fortgeschrittenen Alters und seiner Krankheit seine letzte Chance. Als wir uns nach einigen Tagen verabschiedeten und ich mich im langen Flur der Schratt-Villa nach ihm umdrehte, sah ich eine ganz andere Gestalt: die eines Toten. Ich hatte sofort das Gefühl, daß ich Viktor Schauberger nie wiedersehen würde. Nach etwas mehr als drei Monaten hatte ich den Totenbrief in der Hand...

Welche Konstruktion aber die alten Modelle überholt hatte, das hat Viktor Schauberger nie verraten. Hat er sein Geheimnis mit ins Grab genommen? Beim letzten Gespräch in Bad Ischl, kurz vor seinem Amerika-Abenteuer, sagte Viktor Schauberger etwas verbittert zu mir: ‚Ihr habt es in Europa nicht haben wollen, jetzt müßt ihr es euch von Amerika teuer wieder holen.‘ Das letzte Geheimnis Viktor Schaubergers lag vermutlich in den Wendelrohren. Sein letzter Versuch, dieses Geheimnis zu kopieren, ist fehlgeschlagen. Gewiß tat er dies, aus Sorge, daß es nicht in unberufene Hände kommt. Doch führte ihn gerade seine Geheimniskrämerei ins Verderben. Das brachte ja gerade die Schnüffler mit hintergründigen Absichten auf den Plan, ihm das letzte Geheimnis zu entreißen.

Schon lange war mir klar, daß das Herzstück des Heimkraftwerkes im System der Wendelrohre zu suchen war. Dieses System wollte Viktor Schauberger patentiert haben. Es sollte ein umfassendes Patent eines Prinzips der einrollenden Bewegung sein. Das wollten ihm aber einige Patentämter nicht abnehmen und argumentierten, daß dieses Prinzip keine Erfindung im Sinne des Patentgesetzes, sondern die Entdeckung eines Naturgesetzes sei."

Im Jahre 1958 hat Amerika Viktor Schauberger entdeckt, es kamen einige Wissenschafter und Wirtschaftsmanager zu ihm nach Linz, wo er seit Kriegsende wohnte. Die Amerikaner hatten sich vermutlich schon länger mit den Theorien Schaubergers beschäftigt und schlugen ihm vor, gemeinsam ein Projekt „Implosion" durchzuführen. Mit der Begründung, daß man in den USA viel bessere Möglichkeiten hätte, wurde er überredet, mitzukommen und alle seine Pläne und Modelle mitzunehmen. Nach einigem Zögern willigte Viktor Schauberger ein, in Begleitung seines Sohnes Walter in Amerika zu arbeiten. Rasch wurde alles bisher erarbeitete Material nach Texas geschafft, und dort sollte ein Forschungsteam mit der Arbeit beginnen.

Nun, im eigenen Lande, änderte sich die Taktik der Projektleiter, sie wollten Viktor Schauberger zwingen, bedingungslos für die Vereinigten Staaten zu arbeiten und diesen so, militärisch und wirtschaftlich, eine Monopolstellung zu sichern. Dies war der schwerste Rückschlag in seinem Leben. Er lehnte ab und bestand darauf, sofort mit seinem Sohn nach Europa zurückgebracht zu werden. Angeblich erpreßte man von ihm noch eine Unterschrift unter ein Dokument, das ihn verpflichtete, alle seine Modelle und Pläne in Amerika zu lassen und sich „nie wieder" mit Implosion zu beschäftigen. Dann durften sie reisen, der Vater als gebrochener Mann, dessen Lebensenergie wenige Tage nach der Rückkehr in die Heimat, am 25.9.1958, in Linz erlosch.[5]

Während Viktor Schauberger als geistig-philosophischer Wegbereiter der revolutionären Wasserbetrachtung niemals dauerhaften praktischen Erfolg erzielte, gelang dem Tiroler Naturforscher Johann Grander in den vergangenen Jahren so etwas wie eine Art Durchbruch in der Anwendung der Wasserbelebung. Sowohl für Schauberger als auch für Grander scheinen Goethes Worte über die Erforschung der Natur geschrieben zu sein: „Ohne die hohe Gabe der Einbildungskraft ist ein wirklich großer Naturforscher gar nicht zu denken. Ich meine nicht eine Einbildungskraft, die ins Vage geht und sich Dinge imaginiert, die nicht existieren; sondern ich meine eine solche, die den wirklichen Boden der Erde nicht verläßt und mit dem Maßstabe des Wirklichen und Erkannten zu geahndeten, vermuteten Dingen schreitet. Da mag sie denn prüfen, ob denn dieses Geahndete auch möglich sei, und ob es nicht in Widerspruch mit anderen bewußten Gesetzen komme. Eine solche Einbildungskraft setzt aber freilich einen weiten, ruhigen Kopf voraus, dem eine große Übersicht der lebendigen Welt und ihrer Gesetze zu Gebote steht."

---

[5] Über Viktor Schauberger gäbe es noch unendlich viel zu berichten. Ausdrücklich sei noch einmal auf den biographischen Ansatz von Olof Alexandersson verwiesen. An dieser Stelle sei nur jener Teil seiner Persönlichkeit angedeutet, die im Zusammenhang mit dem Wasserrätsel steht.

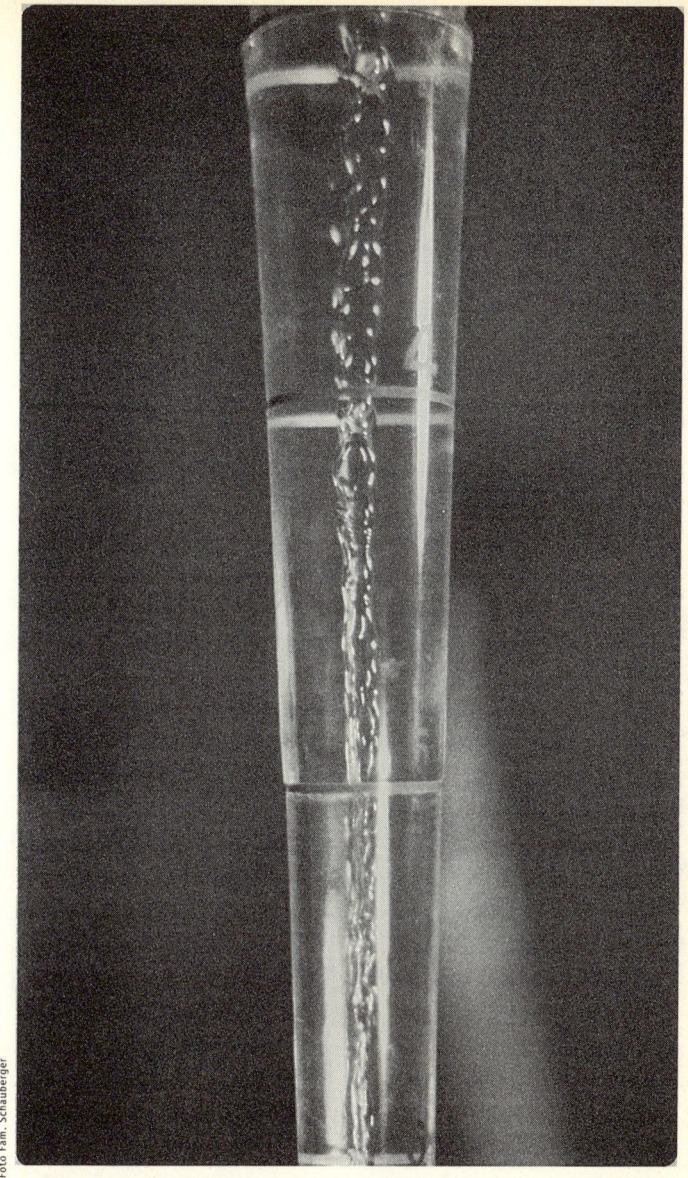

Wirbelversuche durchgeführt von Viktor Schaubergers Sohn Walter

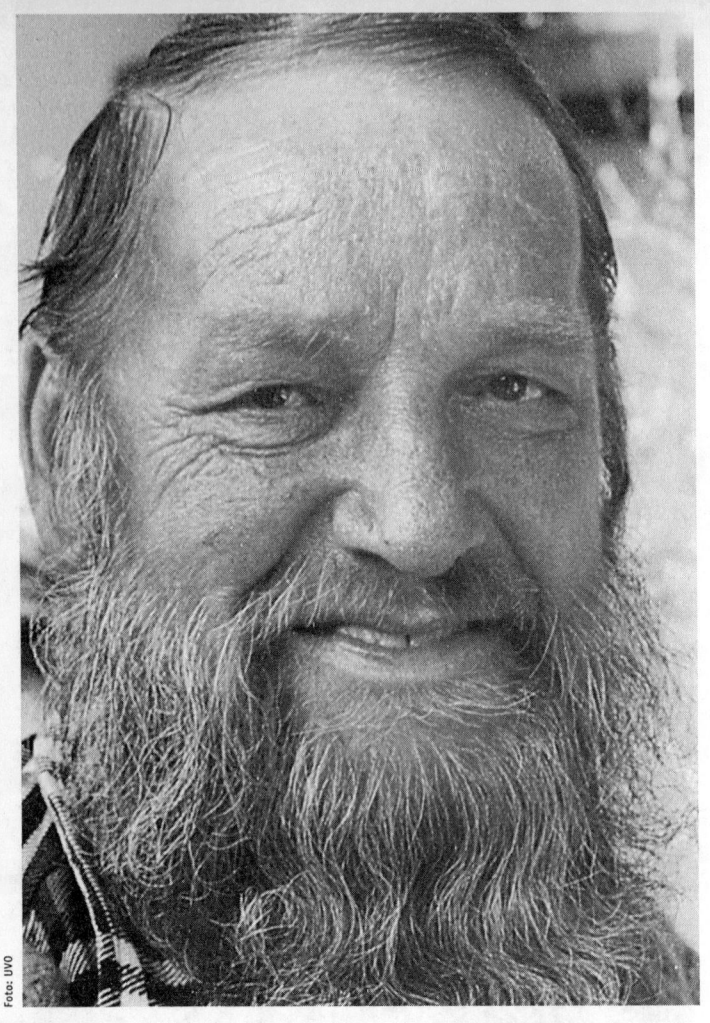

Johann Grander – Naturforscher und Wasserbeleber

KAPITEL 3

Der „Wasserbeleber"
Johann Grander

Solange der Mensch das Wasser auf der Erde in seiner perfekten Zirkulation nicht wesentlich behindert hatte, solange das Wasser „selbst entscheiden" konnte, wo und wie es seine Wohltaten an Menschen, Tieren und Pflanze verbreitete, solange es erst dann genutzt wurde, wenn es „reif" (Schauberger) war und freiwillig an die Oberfläche trat, solange gab es keinen Anlaß, sich um die Qualität des Wassers Sorgen zu machen.

Wasser ist unzerstörbar, es weicht in perfekter Kommunikation mit der jeweiligen Umgebungstemperatur geschickt in verschiedene Aggregatzustände aus und tritt je nach Bedarf flüssig, fest oder gasförmig auf. So nutzbringend und friedlich das Wasser sein kann, so nachhaltig ist es in der Lage, Schadstoffe, Gifte, Viren und Bakterien aufzunehmen und zu verteilen. Man denke an die Pest oder andere Seuchen, die durch Wasser explosionsartig verbreitet wurden und werden. Es kann sich bitter rächen, wenn der Mensch das Wasser verunreinigt. Bereits der Eingriff in einen – weltweit gesehen relativ überschaubaren – kleinen Wasserkreislauf kann Tod und Verderben verbreiten. Fast vergessen ist die Tragödie der afrikanischen Sahelzone, wo der „kluge" Mensch aus der reichen Ersten Welt die dort in verhältnismäßigem Wohlstand lebenden Stämme des „Entwicklungslandes" um Wasserpumpen bereicherte. Das Ergebnis: Das Wasser wurde relativ schnell aus der Tiefe an die Oberfläche geholt, die Sahelbewohner konnten zwar kurzfristig ihre Herden vergrößern, in weiterer Folge aber zerstörten die zahlenmäßig stark angewachsenen Rinderherden und der rapide Wasserverbrauch die Vegetation und damit die Lebensgrundlage der Sahelbevölkerung. Der Mensch saß dann mit Tier- und Pflanzenwelt in einem gemeinsamen Boot des Hungers und des Elends. Und die zivilisierten „Wohltäter" riefen in ihren eigenen Reihen einige Jahre lang zu Spendenaktionen für die armen hungernden Menschen auf, die von einer „Dürrekatastrophe" heimgesucht worden waren. Der Kreislauf des „intelligenten" Wassers wurde durch den Menschen, der in Anspruch nimmt, „intelligenter" zu sein als die Natur, solange beschleunigt, bis er zusammenbrach. Das gleiche geschieht heute global durch die rapide Nutzung von Kohle, Erdöl und Erdgas, die unwiederbringlich dem natürlichen Kreislauf entnommen werden, ohne daß auch der beste Wissenschafter nur annähernd die Spätfolgen abschätzen kann.

Heute besteht akuter Anlaß, über die Qualitäten und Fähigkeiten des Wassers nachzudenken. Viele natürliche Quellen sind versiegt beziehungsweise wird das Wasser aus der Erde geholt, in Rohrleitungen gepreßt, über weite Strecken transportiert und solange unter Hochdruck gehalten, bis es durch Öffnen eines Wasserhahnes abgerufen wird. Danach beginnt das Übel eigentlich erst recht. Das Wasser wird mit Chemikalien aller Art, mit Giften und Schwermetallen angereichert, bevor es wieder in den Kreislauf zurückkehren darf. Der Boden, die Pflanzen- und die Tierwelt und schließlich der Mensch erhält „genutztes" Wasser. Wasser, das bestenfalls durch diverse Filter, Kläranlagen und durch neuerlichen Zusatz von Chemikalien notdürftig und oberflächlich gereinigt oder überhaupt nur „behandelt" wurde.

In gewisser Weise ist es sogar verständlich, daß sich die Wissenschaft nicht ausreichend mit der „Veränderung" des Wassers durch die exzessive Nutzung durch den Menschen beschäftigt. Die Naturforscher behaupten, Wasser speichere „Informationen", habe also so etwas wie ein Gedächtnis, das nicht durch mechanische Reinigungsvorgänge wie Filtern oder durch Chemikalienzusatz gelöscht werden kann. Einzelne Wissenschafter teilen bereits diese Überlegungen und sind auf der Suche nach konkreten Nachweisen. Ein Hemmschuh für eine breite Analyse des Phänomens Wassers durch die Wissenschaft könnte die unterschwellige Angst vor der Gefahr sein, einen glasklaren Spiegel der menschlichen Vergehen am Wasser vorgehalten zu bekommen, einen Spiegel, in dem alle Mißhandlungen erkennbar sind. Zweifellos wäre es die größte Enthüllung der Menschheitsgeschichte, würden ihre Vergehen an der Natur sichtbar werden. Möge die Menschheit noch lange davor verschont bleiben beziehungsweise möge das Ereignis erst eintreten, wenn das Verhältnis zwischen Mensch und Natur schon auf dem Wege der Besserung ist...

Zur Zeit sind wir im täglichen Gebrauch bereits weitestgehend auf verbrauchtes, schales, mit Chemikalien versetztes, sterilisiertes und unter Hochdruck versetztes Wasser angewiesen. Dieses Wasser, das so extensiv genutzt wird, daß es kaum eine Chance hat, sich zu regenerieren, ist möglicherweise die größte Zeitbombe, die die Menschheit für die jetzige und die nachfolgende Generation aufzubereiten im Begriff ist.

Eine Befürchtung, der auch die Arbeit des Tiroler Naturforschers Johann Grander zugrunde liegt. Seine Wasserphilosophie lautet: „Das Element Wasser hat lebenswichtige Funktionen auszuüben, es versorgt alle Lebewesen mit den notwendigen Energien und transportiert auch deren Schlacken ab. Es ist der Lieferant und zugleich die Müllabfuhr für alle Lebewesen. Aber woher holt sich das Wasser seine Energien, und wohin gibt es die Schlacken ab? An erster Stelle versorgt sich das Wasser mit den Energien der Gesteine und Mineralien, die in Resonanz mit den Planeten stehen. In der Natur enthält jede Quelle unterschiedliche Energien und einen unterschiedlichen Geschmack, weil die Inhaltsstoffe aufgrund der unterschiedlichen Mineralien verschiedenartig sind und dadurch unterschiedliche Schwingungen bzw. Informationen erzeugen. In der Natur hat alles seine höchste Ordnung, einen regelmäßigen Rhythmus, einen ständigen Wechsel. Was der Mensch als Schlacken oder Mist bezeichnet, ist für die Natur und andere Lebewesen eine hochwertige Nahrung. In der Natur gibt es keine Müllprobleme, sondern einen ewigen Kreislauf. Das Wasser spielt dabei die wichtigste Rolle. Es ist ein ‚Lebewesen' und kann daher auch seine eigenen Mikroorganismen durch seine Bewegungen und Verwirbelungen in Energien bzw. Schlacken umwandeln.

Wasser braucht Freiheit. Lebendes Wasser sucht sich seine Energiequellen selbst. Es fließt über die Erde, unter die Erde und macht lange Schleifen. Die gesamte Vegetation profitiert davon. Die natürliche Bewässerung auf unserer Erde funktioniert perfekt. Nur der Mensch hat es verstanden, das Wasser in Kanäle zu leiten, durch Rohre zu pressen, mit Schadstoffen zu versetzen, mit denen es nicht mehr fertig werden kann. Gesundes und krankes Wasser kann man allein schon am unterschiedlichen Rauschen und Geplätscher unterscheiden."

Und wie reagiert das Wasser auf den Mond? „Das Verhalten des Wassers unter den verschiedenen Mondeinflüssen läßt sich besonders gut beobachten. Bei zunehmendem Mond läßt das Wasser das Schwemmgut liegen, wodurch sich das Bachbett mit den angeschwemmten Ablagerungen auffüllen kann. Deshalb ist die Überflutungsgefahr nach schweren Gewittern bei zunehmendem Mond größer, weil der Bach das Schwemmgut liegen läßt und dadurch ansteigen kann. Bei abnehmenden Mond gräbt sich das Wasser tiefer in das Bachbett. Das Bachbett selbst verändert sich dabei ständig. Wenn man darauf achtet, kann man bei verstärktem Wasserfluß hören, wie lautstark der Bach bei seinen ‚Grabungen' arbeitet."

Es ist keine Wunderlehre, die der 1930 geborene Tiroler Johann Grander verbreitet. Seine Forschungen haben für ihn ein schlichtes Selbstverständnis. Er fühle sich nur als „Knecht", sagt er, der in der Lage sei, gewisse Naturvorgänge zu erkennen. Weit entfernt seien seine Ergebnisse von Wundermitteln oder irgend einer Art von überirdischen Erkenntnissen. Das einzige Wunder ist die Natur selbst, mit der es gilt Frieden zu schließen und eine harmonische Beziehung anzustreben. Bereits angerichtete Schäden gehören nach besten Möglichkeiten repariert, auch wenn es nicht Sinn sein kann, jede Schädigung erst in den Folgen zu behandeln; es geht darum, sie bereits in den Wurzeln zu verhindern.

Johann Grander betrieb jahrelang in Jochberg in Tirol eine Tankstelle. 1974 löste er den Pachtvertrag, zog sich zurück und bestritt sein Einkommen durch den Bau von Holzhütten, vorwiegend auf Almen. Dabei „harmonisierte" er sein angeborenes „Naturverhältnis". 1989 erfüllte er sich seinen Lebenstraum und erwarb das stillgelegte Bergwerk „Kupferplatte", in dem bis 1926 Silber und Kupfer abgebaut worden war. In diesem Kupferbergwerk befinden sich auch die Quellen, deren Wasser die Grundlage aller Grander-Produkte bildet. Johann Grander und seine Frau haben acht Kinder. Angefangen hat alles mit einer Gelenksentzündung, bei der kein Arzt Rat wußte. Von seinem Vater, der bereits mit Magnetismus experimentiert hatte, erbte er Kenntnisse über dessen Wirkung. Er baute einen Magnetmassageroller, mit dem er zuerst seine eigene Gelenksentzündung und dann die holländischer Urlaubsgäste in den Griff bekam.

Granders liebster Aufenthaltsort ist seine Holzhütte, direkt vor seinem Wohnhaus. Sie ist sein „Nachdenkzentrum", dorthin dürfen gelegentlich auch ausgewählte Besucher, er lebt sehr zurückgezogen und ist eigentlich als scheu zu bezeichnen. Die Hütte gleicht einem kleinen Labor und war früher sein Arbeitsraum mit vielerlei technischen Geräten, einem riesigen Lichtmikroskop (mit bis 8000facher Vergrößerung) und einer gemütlichen Sitzecke. So ähnlich wird wohl auch Benjamin Franklins Werkstätte ausgesehen haben. Äußerlich ist er ein Tiroler Naturbursch mit wallendem Vollbart und den fröhlichsten und gutmütigsten Augen der Welt. Man merkt ihm an, daß er viel lieber Zuhörer als Redner ist. Er hat durchaus eine charismatische Ausstrahlung, verbunden mit Herzenswärme, und eine schier unendliche Geduld, mit der er jede Frage beantwortet. Über seine Person gibt es seit Jahren so gut wie keine Medienberichte, weil er grundsätzlich jede Begegnung mit Journalisten ablehnt. Seine Aufgabe sei es, sagt er, zu suchen und zu forschen, und er fühle sich „auf dieser Welt nur als kleiner Knecht". Seine schönste Zeit seien die ersten zehn Jahre seiner Tätigkeit gewesen, da sei niemand gekommen, da wurde er für einen „Spinner" gehalten, den man habe in Ruhe denken und arbeiten lassen. Es sei sein Wunsch gewesen, nicht groß zu werden, so zu bleiben, Leuten zu helfen, die Natur weiter zu beobachten, zu lernen und im Leben was Gutes zu machen. Grander ist alles andere als ein verkanntes Genie, das unter der Mißachtung seiner Entdeckungen leidet. Ärzte, Wissenschafter, Naturforscher aus aller Welt kommen zu ihm, um sich mit ihm zu beraten. Alle sind interessiert an der Wirkung seines „belebten Wassers".

Dabei bedurfte es eines langen Weges, bis Hans Grander auf das Wasser stieß. Ursprünglich beschäftigte er sich mit der Wirkungsweise des Magnetismus. Das erste Wissen darüber erhielt er von seinem Vater, der bereits mit Magnetfeldern experimentiert hatte. Der Magnetismus ließ Grander nicht mehr los. Er bastelte einen Magnetmotor, den er 1982 patentieren lassen wollte. Es handelt sich dabei um einen Generator, bei dem speziell legierte Magnete so geschaltet werden, daß sie sich gegenseitig immer mehr erregen. Seinen Aussagen nach holte Grander damit die doppelte Leistung gegenüber herkömmlichen Motoren heraus.

Solange er noch nicht im richtigen Frequenzbereich war, verbrauchte er bei seinen Versuchen relativ viele Batterien. Um für seinen Generator eine geeignete Schaltung zu finden, entwickelte er eine „Wasserbatterie", wie er sie nennt. Bei der Inbetriebnahme dieser Schaltung mit Hilfe des Wassers entdeckte er, daß sich die hochfrequenten Energien des Magnetgenerators bleibend auf das Wasser übertragen ließen. Wie und unter welchen Umständen diese hohen Schwingungen ins Wasser übertragen werden, wissen nur er und seine unmittelbaren Nachkommen. Dieses „hochschwingende" Wasser war ursprünglich nur ein Nebenprodukt seiner Forschungsarbeit mit Magnetfeldern. Heute ist die Wasserforschung und Wasserbelebung seine Haupttätigkeit. Man darf dabei nicht vergessen, daß diesen Erkenntnissen eine mehr als 20jährige Vorarbeit vorausging. Eine Zeit mit unendlich vielen Entbehrungen und selbstverständlich auch Rückschlägen.

Mit dem „belebten Wasser" kam für Hans Grander der Durchbruch und der Erfolg. Aus dem erwähnten Kupferbergwerk unmittelbar in der Nähe seines Wohnhauses bezieht er hochqualitatives Wasser, dessen Ursprung in 500 Meter Tiefe liegt und das er dann mit seinen biotechnischen Geräten belebt. Mit seinen Söhnen hat er die Firma Innutec gegründet, die dieses Wasser abfüllt und über die Vertriebsorganisation (UVO) in den Handel bringt.

Bei der Wasserbelebung handelt es sich nicht um ein umwerfend großes Geheimnis, sondern gleichsam um einen „natürlichen" Vorgang, der dem Wasser verlorengegangene Urinformationen und Energien wieder zuführt. Wichtigste Voraussetzung dafür ist die Grundkenntnis aller Lebensbewegungen; die erklärt sich Hans Grander folgendermaßen:

„Grundsätzlich muß man dazu einmal wissen, daß Süßwasser von Natur aus positiv und Salzwasser negativ geladen ist. Wenn Süßwasser in Salzwasser strömt, werden riesige Energien frei; diese Energien sind für das Wetter verantwortlich. Wenn nun die Energiebahnen gestört sind, d.h., wenn der Fluß die Information nicht mehr hat, kann dies auch zu einer stärkeren Unordnung im Wettergeschehen führen, so z.B. zu einer Veränderung der Temperaturverteilung und zu einer Veränderung in der Verteilung der Niederschläge. Denn unser Wetter wird wesentlich durch energetische und nicht nur durch mechanische und chemisch-physikalische Prozesse beeinflußt."

Nach Hans Grander ist alles ein Ausgleich zwischen Plus und Minus, ähnlich dem chinesischen Yin und Yang. Wobei Hans Grander die Begriffe positiv und negativ nicht wertend sieht. Seiner Meinung nach muß es beide geben, um Gleichgewicht herzustellen. Negativ ist nicht automatisch schlecht und positiv nicht automatisch gut. Das gleiche gilt für die heute sehr oft strapazierten Überlegungen von „linksdrehend" und „rechtsdrehend". Grundsätzlich wird davon ausgegangen, daß rechtsdrehend positiv und linksdrehend negativ sei. Mit diesen Begriffen müsse man sehr vorsichtig sein, denn, so Grander: „Ausschlaggebend sind hier nämlich wieder die drei Zyklen. Nehmen wir z.B. den Monatszyklus, da kann man in der Phase des zunehmenden Mondes eine starke Rechtsdrehung und in der Phase des abnehmenden Mondes eine starke Linksdrehung feststellen, wobei der Jahres- und der Tageszyklus noch zusätzlich einen Einfluß nehmen können. In der Natur brauchen wir das Plus und das Minus bzw. das Gleichgewicht zwischen beiden. Deshalb kann man nicht von Haus aus sagen, rechtsdrehend ist gut, und linksdrehend ist schlecht. So kann z.B. linksdrehendes Wasser ein sehr gutes Wasser sein."

Diesen im Grunde sehr simplen Überlegungen des Naturforschers Johann Grander verdanken viele Menschen Wohlbefinden, Kraft und Gesundheit, die sie über sein belebtes Wasser erhalten bzw. wiedererhalten haben. Was Viktor Schauberger versagt geblieben ist, scheint nun Hans Grander zu gelingen. Eine große Zahl von Menschen schwört auf die Wasserbelebung nach System Grander. Viel Positives ist aus den Reihen der Anwender zu erfahren. Zahlreiche Versuche, Grander und seine Entwicklung aufzuhalten, ins Lächerliche zu ziehen, ihn als Scharlatan hinzustellen, verliefen wirkungslos.

Er beklagt in einem Tischgespräch mit Freunden (siehe Foto Seite 65), daß „den meisten Menschen von heute jegliches Wissen darüber, was in der Natur wirklich vor sich geht und auf was es im Leben wirklich ankommt, verlorengegangen ist." Der meist fröhliche und trotz aller widrigen Umstände stets zuversichtliche Grander wird sehr ernst, wenn es um Grundsatzfragen der Natur geht: „Es tut mir oft weh, mitansehen zu müssen, wie den Menschen ein falsches Bild gezeichnet wird, das sie der Natur gegenüber einfach unwissend und blind macht. Und deshalb würde ich mir wünschen, daß die Menschen von sich aus wieder beginnen, mehr über die Naturvorgänge nachzudenken, um damit wieder die Achtung vor der Natur zu erlernen. Denn dieses Wissen über die Natur kann vorrangig nur von innen heraus kommen."

Seiner Meinung nach sei dieses „alte Wissen" großteils verlorengegangen. Der Grund dafür: „Weil man uns in Zeiten, in denen ständiges Wirtschaftswachstum und ständiger technischer Fortschritt gefordert werden, einzureden versucht, daß die wissenschaftliche Forschung Lösungen anzubieten hätte, die die Beobachtung der Naturgesetze überflüssig machten."

„Heute", so Grander, „wird nur noch die Materie gesehen, wohin man schaut, geht es nur mehr ums Geld. Wo bleibt denn da noch etwas übrig, sich mit der Natur zu beschäftigen? Erst wenn man das perfekte Zusammenspiel und die gegenseitige Abhängigkeit der vier Elemente: Erde, Wasser, Luft und Feuer, der Grundbausteine der gesamten materiellen Schöpfung, erkannt hat, kann man sich vorstellen, wie schädlich unsere Eingriffe in die Natur sind und wie sehr sie das Gleichgewicht und die Ordnung stören."

In engem Zusammenhang damit steht nach Grander auch die Entstehungsgeschichte der Erde. Er ist im Laufe seiner Arbeit bzw. seiner Forschung immer mehr zu „Gott" gekommen. Er gehört allerdings keiner Religionsgemeinschaft und schon gar nicht einer Sekte an. Vor allem lehnt er die Theorie ab, wonach die Erde durch einen Urknall entstanden sei: „Darin sehe ich unter anderem das Hauptproblem, die Hauptursache für den heutigen schlechten Zustand der Erde. Denn wer die Entstehung der Erde mehr oder weniger einem Zufallstreffer zuschreibt, dem fällt es wahrscheinlich auch schwer, der Natur den nötigen Respekt und die nötige Rücksicht entgegenzubringen. Wenn man aber die Natur intensiv beobachtet, wird man erkennen, welche Perfektion dahintersteckt, und man wird sich die Frage stellen: Wer hat diese Perfektion geschaffen? Dieser Gedanke hat mich immer fasziniert, und dadurch bin ich näher zu Gott gekommen, denn er hat die Natur für uns alle geschaffen. Erst wenn man die Erde selbst auch als Lebewesen erkannt hat, wird man auch ihre Verletzbarkeit sehen."

Diese Verletzungen beginnen natürlich schon im Kleinen, im Detail, z.B. beim Leitungswasser, das über herkömmliche Rohrleitungssysteme den Verbrauchern zugeführt wird. Nach Ansicht der Naturforscher verliert das Wasser durch Reibung infolge des Rohrdruckes und durch die geradlinige Führung seine ursprüngliche Energie. Durch Reibung entsteht Wärme, diese löst elektrolytische (zersetzende) Vorgänge im Wasser aus, welche das Wasser schal und kraftlos machen. Nach Ansicht der Naturforscher ist Wasser ein Element der Kühle, das nur bei entsprechend kühlen Temperaturen und mäanderförmigen Bewegungen der Wassermassen die eigene Energieachse erhalten kann. Durch den Verlust dieser Energieachse, damit der Trag- und Schleppkräfte, lagern sich mineralische und metallische Teilchen an den

Innenwänden der Rohrleitungen ab, wodurch es zu Inkrustierungen und Querschnittsverengungen kommt, die so weit führen können, daß zugewachsene Rohrleitungen ausgetauscht werden müssen.

Ein weiterer negativer Effekt, der bei „vergewaltigtem Wasser" auftritt, ist der Verlust der natürlichen Energie. Nicht umsonst bauten die alten Römer lange, offene Wasserleitungen mit gewundenen Konstruktionen und aus den natürlichen Materialien Holz und Naturstein. Kurz, man versuchte dem Wasser die Chance zu geben, in seiner natürlichen Bewegungsform von der Quelle zum Verbraucher zu kommen. Man nennt diese Methode, die schon sehr früh bekannt war, Bionik (Kombination von Biologie und Technik), eine Methode, die technische Probleme nach dem Vorbild der Funktionen von Körperorganen zu lösen sucht (z.B. Schädelform des Menschen als geniale Kuppelform). Verfolgt man die Theorie weiter, daß das Wasser auf längeren Strecken in Rohrleitungen Veränderungen erfährt, so kommt man auch dem Sinn der Wasser(wieder)belebung näher. Geht tatsächlich beim Transport Energie verloren, wird das Wasser übersäuert. So stellt sich die nächste Frage: Werden diese Eigenschaften auf den Menschen übertragen? Kann Wasser, das im Normalfall belebend auf den Organismus wirkt, diese Eigenschaften verlieren, sozusagen annähernd wertlos werden? Eine weiterführende Theorie besagt sogar, daß es bei extrem hohem Energieverlust möglich ist, daß sich das Wasser die fehlende Energie aus dem Organismus des Menschen zurückholt und daß dadurch sogar ernste Gesundheitsschädigungen hervorgerufen werden können. Feststeht, daß ein Mensch nicht auf Dauer von destilliertem Wasser leben kann.

Nicht unlogisch wirkt die Behauptung, daß stark geschädigtes Wasser durch chemische oder sterilisierende Behandlung weiter an Vitalität verliert. Entsprechend faszinierend ist daher auch der Gedanke, daß dem Wasser wiederum unter gewissen Umständen und technischen Voraussetzungen Energie bzw. Information zugeführt werden kann. Genau darauf beruht die Wasserbelebungstheorie.

Damit steht man auch unmittelbar vor der Frage: Wie funktioniert nun die Wasserbelebung, speziell jene, die von Johann

Grander entwickelt wurde? Die Wasserbelebung von Johann Grander ist ein biotechnisches Verfahren, das dem Wasser die verlorengegangenen Informationen und Energien im wesentlichen zurückgeben soll. Das Grundprinzip ist, daß Wasser über Magnetismus in hochfrequente Schwingungen versetzt wird (ca. 100.000 Hertz). Diese Schwingungen sind nach Johann Grander Informationen: „Man unterscheidet dabei zwischen positiven Informationen, das sind die lebensbejahenden Schwingungen, und negativen Informationen, das sind die lebensbehindernden Schwingungen. Jeder Mensch, jedes Lebewesen überhaupt steht so wie jedes Mineral auch in Verbindung, d.h. in Schwingung mit dem Kosmos und da wiederum mit seinem eigenen Planeten, von dem es ständig Kraft anzieht, umwandelt bzw. veredelt und den Überschuß abgibt.“

Der wichtigste Informationsträger für diese Schwingungen ist nach Johann Grander eben das Wasser und zwar mit folgender Begründung: „Der Mensch besteht bis zu 80 Prozent, Tier und Pflanze bis zu 90 Prozent und die Erde selbst bis zu 80 Prozent aus Wasser. Daraus wird schon ersichtlich, welche Bedeutung dem Wasser zukommt und wie sehr alles Leben auf der Erde an das Wasser gebunden ist. In jedem Samen und in jeder Zelle ist die Erbinformation genauso enthalten wie im Wasser selbst. Ein Samenkorn kann jahrzehntelang in der Kornkammer gelagert werden, ohne daß etwas passiert. Sobald Wasser dazukommt, treibt es aus, und das Wachstum beginnt. Erst die Information im Wasser aktiviert die Urinformation im Samenkorn.“

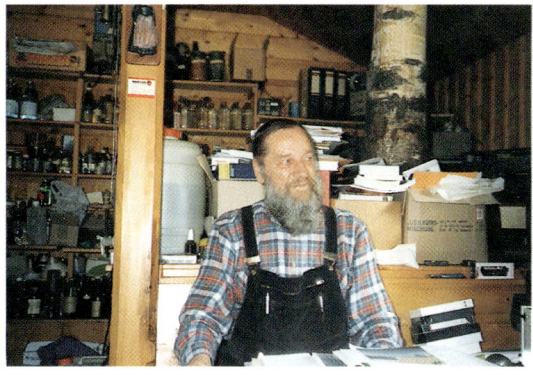

Johann Grander in
seiner Erfinderstube

Foto: UVO

Das „Denkzentrum"
von außen

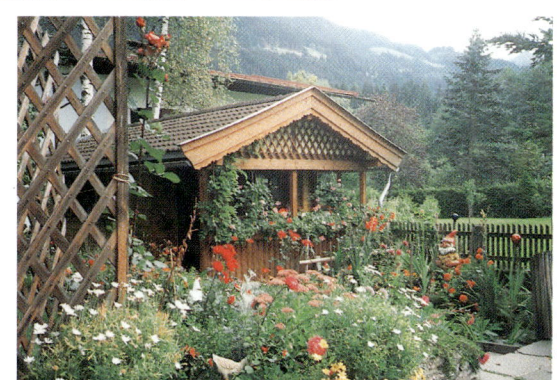

Foto: Siegbert Lattacher

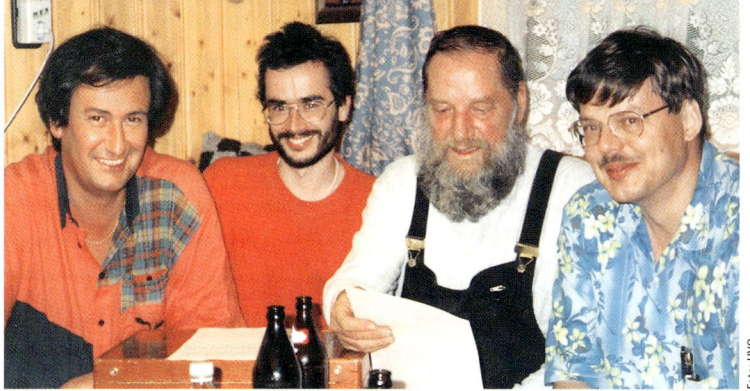

Foto: UVO

Philosophieren beim Bier – Johann Grander und Freunde:
v. l. n. r. Mag. Peter Ortner (UVO), Markus Salvenmoser, Johann Grander, Georg Huber

Schematische Darstellung der Wasserbelebung
(Blau = Wasserfluß; Rot = Grander-Konzentrat)

Illustration: Full Comfort, Hongkong

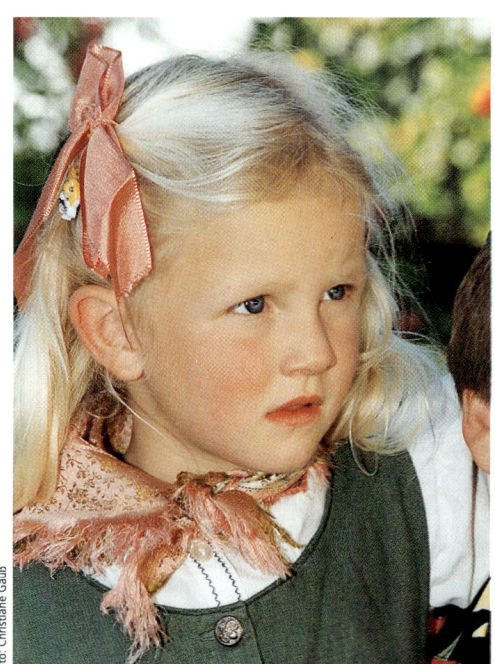

Melanie Lackner heute:
Keine Spur von
Neurodermitis

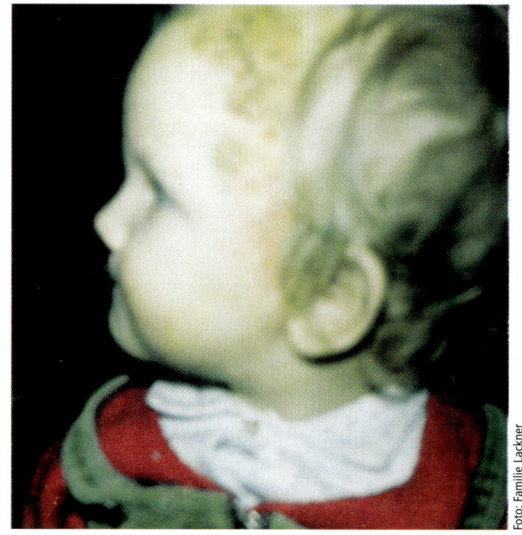

Melanie Lackner:
Verunstaltet durch
Neurodermitis

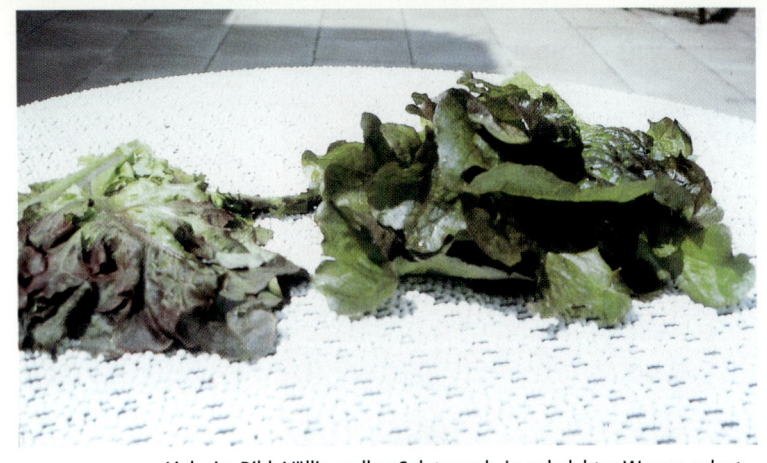

Links im Bild: Völlig welker Salat wurde in unbelebtes Wasser gelegt – bleibt schlaff und welk. Rechts im Bild: Welker Salat wurde ca. 1/2 bis 1 Stunde in belebtes Leitungswasser nach Grander gelegt – der Salat ist knackig, fest, glänzend und haltbar.

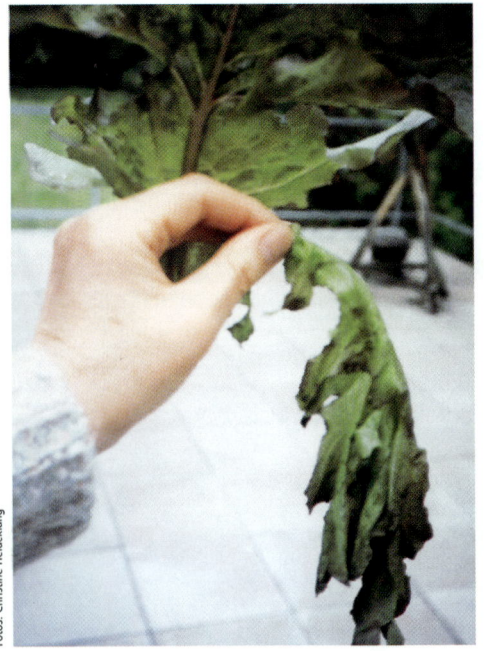

Fotos: Christine Heideklang

Das „Grander-Blatt" steht aufrecht und ist knackig und frisch. Das Blatt, das 1/2 bis 1 Stunde in unbelebtem Wasser lag, hängt ohne Lebenskraft schlaff herunter.

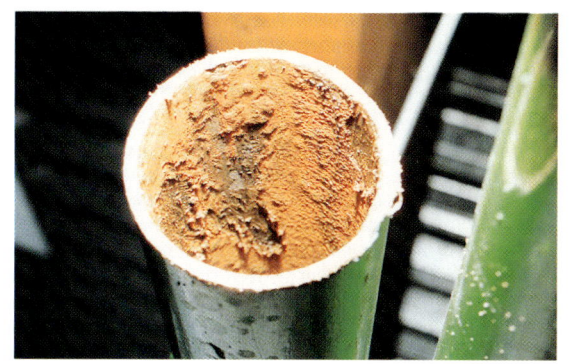

Rohrproben der Firma HTM. Nach Einbau der Wasserbelebung gingen die Korrosionsschäden zurück. Das Phänomen ist mit dem klassischen Wissen der Physik nicht erklärbar.

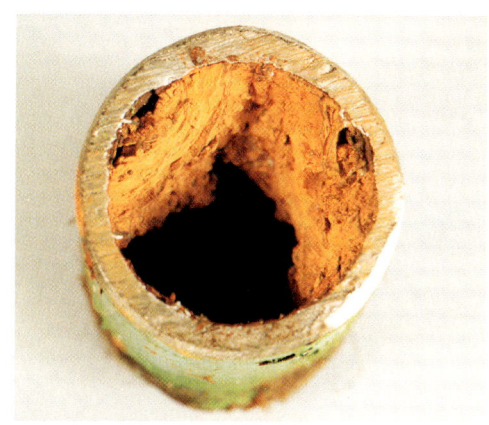

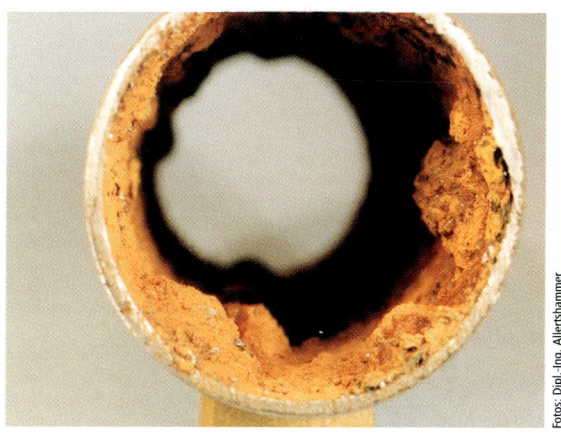

Fotos: Dipl.-Ing. Allertshammer

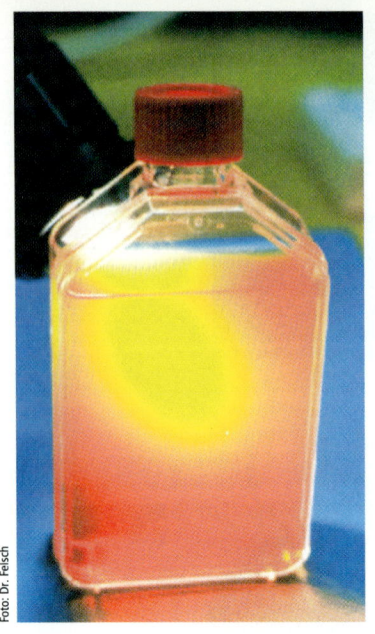

So sah das Wasser im System der Bodenheizung aus. Gelöst waren 156 mg Eisen pro ml (deshalb die hellgelbe Farbe). Bei der bakteriologischen Prüfung des Wassers konnte Dr. Felsch feststellen, daß es hoch verkeimt war. 2.500 KBE (kolonienbildende Einheiten)/ml an Aerobiern (sauerstoffliebende Keime), mehr als 100.000 KBE/ml an Anaerobiern (leben unter Sauerstoffausschluß). Dies bei einem pH-Wert von 10 und einer maximalen erreichten Temperatur im Kreislauf von 52° C.

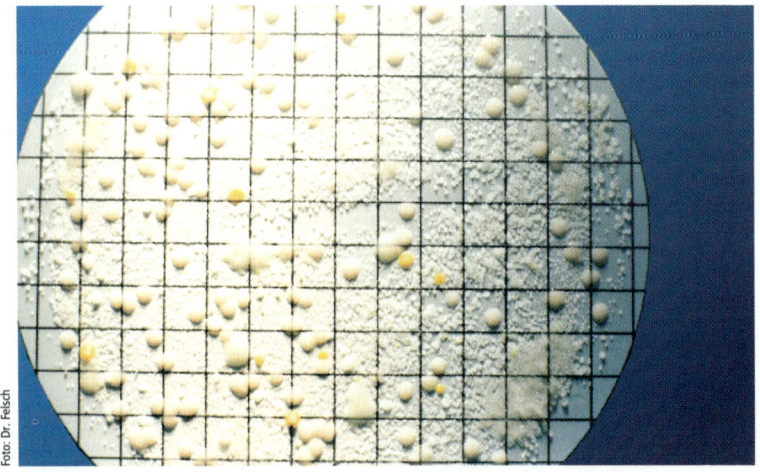

Die bakteriologische Untersuchung des Wassers 14 Tage nach Anwendung der Grander-Technologie. Im Bild sieht man große „Mutterkolonien" und im Hintergrund unzählige kleinste Pin Points (Tochterkolonien), wie sie durch Zerschlagung der Mutterkolonien entstehen.

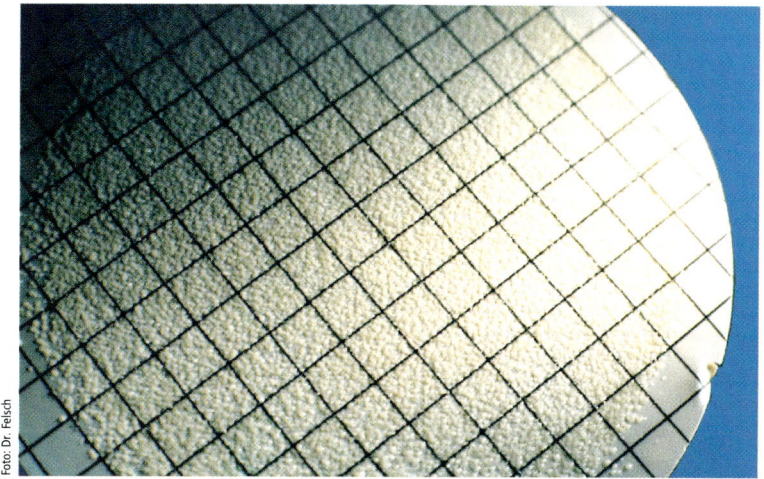

Das Wasser 4 Wochen nach Anwendung der Grander-Technologie.
Alle Mutterkolonien sind verschwunden, übrig sind nur
noch kleinste Pin Points in unzählbarer Menge.

6 Wochen nach Anwendung der Grander-Technologie ist das
Wasser *praktisch keimfrei*. Der Pilz links oben im Bild
stammt nicht aus dem Wasser, sondern wurde „eingeschleppt".

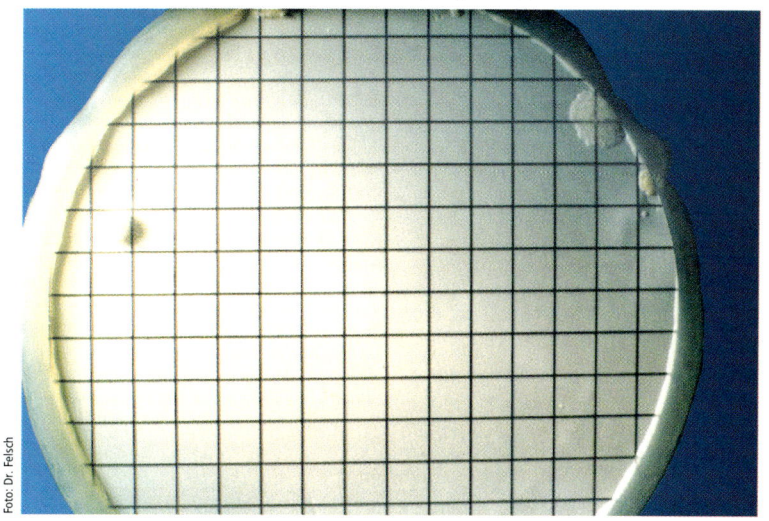

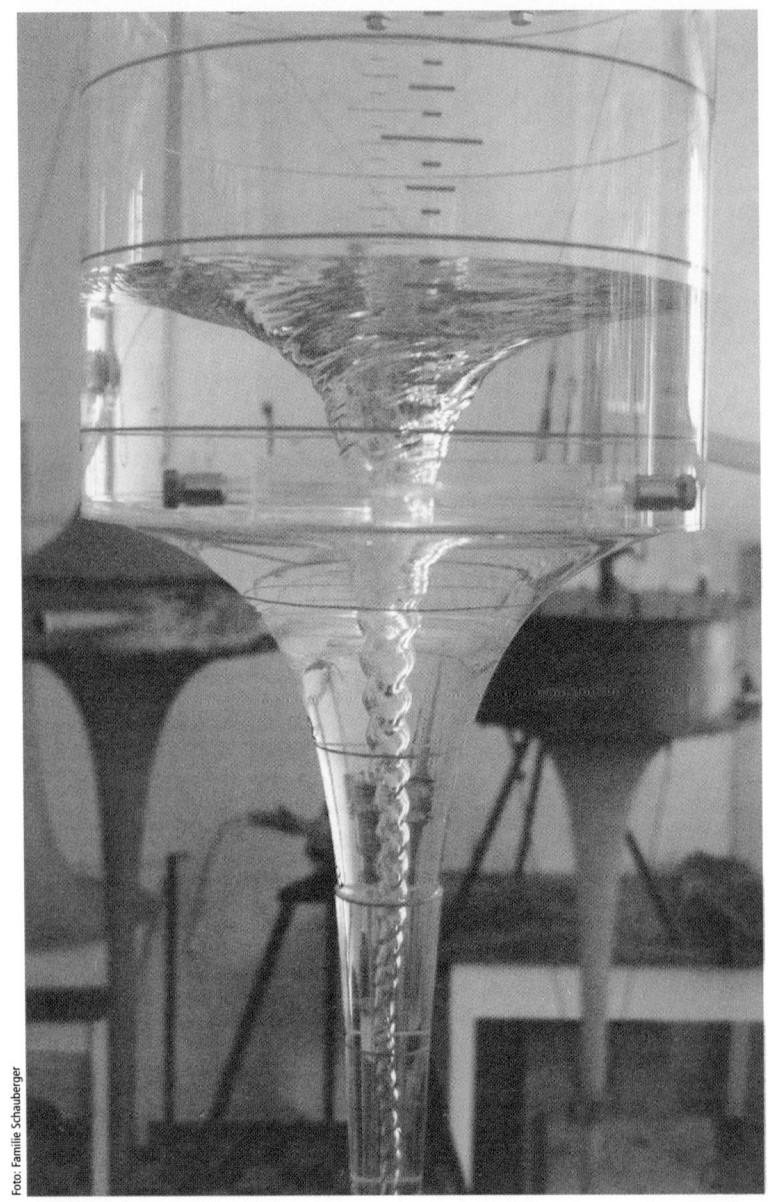

Foto: Familie Schauberger

Implosionsversuche mit Wasser, durchgeführt von Viktor Schaubergers Sohn Walter

KAPITEL 4

Erklärungsversuche zu belebtem Wasser

Natürlich sind Erklärungen oder zumindest Erklärungsversuche zu belebtem Wasser durch die Wissenschaft von besonderem Interesse. Die Naturforscher lehnen die Wissenschaft nicht ab, sondern betreiben an ihr eine Methodenkritik, die im wesentlichen in zwei Vorwürfen gipfelt:

Erstens denken nach Ansicht der Naturforscher viele Wissenschafter nicht im Ganzheitsprinzip, sie sehen die Erde und das Universum nicht als pulsierendes gesamtheitliches natürliches Wesen, sondern bestenfalls als die Summe aller Dinge. Zweitens: Sie forschen nicht im Sinne einer Partnerschaft und Nachahmung der Natur, sondern mit der Intention, die Natur zu beherrschen und zu verändern. Und dies kann nach Meinung der Naturforscher nur schiefgehen, es ist ein Weg, der zum Scheitern verurteilt ist.

Der Mensch kann die Kraftprobe mit der Natur niemals gewinnen. Er hat sich zwar im Waffenbereich und im Bereich der Gentechnik bereits in dämonische Dimensionen vorgearbeitet, in denen die Beherrschbarkeit und Kontrolle der Auswirkungen von niemandem mehr garantiert werden kann. Man denke zum Beispiel daran, daß die unterirdischen Atombombenversuche der Franzosen auf dem Mururoa-Atoll den gesamten Erdball in einem Maß zum Beben bringen, daß dieses weltweit auf allen Erdbebenstationen registriert wird. Der Mensch ist allerhöchstens in der Lage, seine eigenen Lebensbedingungen auf dem Planeten Erde zu verschlechtern oder sie endlich total zu zerstören. Aber das ist plumper Selbstmord und ganz gewiß kein Sieg über die Natur.

Selbstverständlich ist es ungerecht, alle Wissenschafter uniform der Kurzsichtigkeit zu bezichtigen. Es gab immer und es gibt immer wieder gesamtheitliche Denker unter ihnen. Vielleicht müßte die Kritik auch mehr in Richtung einer häufig feststellbaren Bereitschaft gehen, die oft unabsehbaren Folgewirkungen der Forschung unkritisch in Kauf zu nehmen.

Auf der Spur des Wasserrätsels findet man jedenfalls bereits deutliche Hinweise, daß auch die Wissenschaft diesen Phänomenen näherrückt. Der französische Biologe Jacques Beneviste hat bei seinen Forschungen auf dem Gebiet der Homöopathie festgestellt, daß „Wasser gleichsam über ein physikalisches ‚Gedächtnis‘ verfügt, welches ihm erlaubt, auch nach weitgehender Verdünnung eines in ihm gelösten Stoffes weit unterhalb der physikalischen Anwesenheit von betreffenden Molekülen (Verdünnung unterhalb der sog. Avogadrosch'schen Zahl) diese Moleküle immer noch biologisch wahrzunehmen.“

Auf gut deutsch ist diese Aussage mehr oder weniger als eine Bestätigung der Theorie Granders zu werten, daß schädliche Informationen aus chemischen Verunreinigungen in der Struktur des Wassers erhalten bleiben, auch wenn sie mechanisch herausgefiltert sind, daß sie also im „Gedächtnis des Wassers“ haften bleiben. Dieses Phänomen ist nach einem Bericht der Zeitschrift „NATUR-WISSEN“ nicht nur von dem Biologen Beneviste festgestellt worden, sondern auch von amerikanischen und französischen Physikochemikern.

In diesem Zusammenhang sind die Ergebnisse der Mailänder Forschergruppe „Cooperativa Nuova“ von Interesse, die unter der entscheidenden Mitwirkung der Biologin Dr. Enza Ciccolo die Wasserqualität der wundertätigen Orte Fatima, Lourdes, Medjugorje und anderer „Erscheinungsplätze“ untersucht hat. Dabei wurden die Schwingungen beziehungsweise die Frequenz des jeweiligen Wassers gemessen. Bei allen „Wunderwässern“ wurde sieben Schwingungen festgestellt, die jedoch verschieden stark waren, weshalb auch verschiedene Wirkung zu erwarten war. Besonders interessant scheint in diesem Zusammenhang das Experiment, bei dem Mailänder Leitungswasser und Tonerde neben dem „Wunderwasser" von Medjugorje gelagert wurde. Sowohl im Leitungswasser als auch in der Tonerde konnten vorher keine Schwingungen gemessen werden. Nachher wurden in beiden Substanzen die gleichen sieben Schwingungen wie im Wasser von Medjugorje gemessen. Ein Indiz dafür, daß „Informationen" übertragen werden können, ohne daß eine direkte Berührung stattfindet, also mehr oder weniger ebenfalls eine Bestätigung für die Möglichkeit der Informationsübertragung und der Wasserbelebung.

Vielleicht bergen die Forschungen der Mailänder Gruppe auch eine Erklärung der Wirkung auf das menschliche Wohlbefinden. Jedenfalls erklärt Enza Ciccolo: „Unsere Arbeit bringt es täglich mit sich, daß wir die Frequenzen messen, die Schwingungen, welche lebende Organismen beleben. Jedes Atom, jedes Molekül, jeder Stoff hat eine ihm eigene Schwingung, die einem Ton und einer Farbe entspricht. Diese Töne, Farben und Schwingungen zusammen bestimmen die Harmonie der Gesundheit oder die Disharmonie der Krankheit." Sie präzisiert ihre Schwingungstheorie: „Mit geeigneten Techniken – wir arbeiten nach der Schule der energetischen Medizin, die in Lyon von Prof. Paul Nogier gegründet wurde – ist es möglich, den Schwingungszustand jedes Organes abzufragen, daraus die energetischen Bedingungen zu bewerten und das Schwingungsgleichgewicht herzustellen. Bei unserer Art der Arbeit haben wir uns darüber Rechenschaft gegeben, welche Bedeutung das Wasser hat, das der hervorragende Träger jeder Schwingung ist, Mutter und Vater von allem, was besteht." (Übersetzung aus Domenica del Corriere, 18. 2. 1988)

Das Ziel der Granderschen Wasserbelebung ist es, einem Wasser, das durch äußere Umstände wie Rohrdruck, geradlinige Führung, Chemikalien- und Schwermetalleintrag geschädigt wurde, weitestgehend seine ursprüngliche natürliche Energie und Information zurückzugeben. Die Schädigung des Wassers geht nach Ansicht Granders mit einem Schwingungsverlust einher. Mit seinem Verfahren der Wasserbelebung, das hauptsächlich auf dem Zusammentreffen der verschiedenen Magnetismen mit dem Element Wasser beruht, will er es wieder „aufbauen", also in einen höheren Schwingungsbereich versetzen, um diesen Energie- und Informationsverlust auszugleichen. Das dazu benötigte Gerät, das es in verschiedenen Größen je nach Leitungsquerschnitt und Einsatzbedarf gibt, besteht aus einem Gehäuse aus teilweise magnetischem Chromstahl. Im Inneren des Gerätes befinden sich Kammern, die mit hochschwingendem Granderwasser-Konzentrat gefüllt sind. Das durch das Gerät fließende Leitungswasser erfährt eine Einwirbelung, die eine noch bessere Aufnahme der hochfrequenten Schwingungen ermöglicht. Die Übertragung der Schwingungen beziehungsweise Informationen vom hochfrequenten Wasser auf das durchfließende Leitungswasser erfolgt energielos durch Resonanz, ohne daß es zu einer Vermischung oder Berührung mit dem Grander-Konzentrat kommt. Die Wassermoleküle des „schalen" Leitungswassers werden neu informiert und somit „belebt".

Das Wasserbelebungsgerät wird in der kleinsten Ausführung direkt an den Wasserhahn angeschlossen oder aber in die Haus- oder Wohnungszuleitung installiert. Die Montage ist relativ einfach und problemlos, das Belebungsgerät wird in die Rohrleitung eingebaut (siehe Skizze Seite 66).

Für die Industrie gibt es eigens gebaute Großgeräte. Neben diesen Geräten gibt es noch eine Reihe von Kleinprodukten, wie zum Beispiel in kleine Fläschchen abgefülltes Granderkonzentrat zum Tragen als Anhänger oder das in blauen Flaschen abgefüllte Grander-Trinkwasser.

Der oben zitierte französische Biologe Jacques Beneviste ist nicht der einzige, der behauptet, daß Wasser ein „Gedächtnis" habe, daß man es zwar chemisch so weit reinigen kann, daß in der chemischen Analyse von vorherigen Verunreinigungs- oder Schadstoffpartikelchen materiell nichts mehr feststellbar ist, daß aber die Informationen trotzdem noch vorhanden sind. Dies ist in Schwingungen physikalisch meßbar, da jeder Stoff eine bestimmte Schwingung abgibt.

Der Diplomphysiker Dr. Wolfgang Ludwig[1], der u.a. als Bera-

---

[1] siehe dazu: LUDWIG, Wolfgang in: Umweltmedizin von Treven Talkenberger, Möwe-Verlag 1991.

ter der World Research Foundation, Los Angeles, tätig ist und eng mit der Tempel University, Philadelphia, zusammenarbeitet, formuliert ebenfalls die These, daß Wasser ein Gedächtnis habe. Er präzisiert diese Aussage, indem er sagt, daß Wasser die Eigenschaft besitzt, ihm einmal eingeprägte Informationen auf der Ebene bestimmter Frequenzen zu speichern und solche Informationen an andere Systeme, wie z.B. lebende Organismen, zu übertragen. Er könne beweisen, daß schadstoffbelastetes Wasser, so wie wir es heute vielfach in Brunnen vorfinden, zwar durch Wasseraufbereitungsanlagen chemisch gereinigt und von Bakterien befreit werden könne, aber dennoch elektromagnetische Schwingungen bestimmter Wellenlänge besitze, die man exakt diesen Schadstoffen zuordnen könne. Das Wasser enthält also selbst nach der Aufbereitung bestimmte Signale, die je nach Wellenlänge abträglich oder schädlich für die Gesundheit sein können.

Man kann daraus den Schluß ziehen, daß im Wasser, selbst wenn es physikalisch gereinigt wurde, die Schadstoffinformationen in Form von elektromagnetischen Schwingungen in den Wassermolekülen noch vorhanden sind. Nicht nur die chemischen Substanzen sind es demnach, die auf unseren Organismus schädlich wirken können, sondern die ungünstigen Frequenzen.

Jetzt drängt sich natürlich die Frage auf: Wie kann man diese Schadstoffinformationen wieder löschen? Nach Dr. Ludwig gibt es mehrere Möglichkeiten, dem Problem beizukommen. Die Löschung von Schadstoffinformationen ist möglich durch Laser- und Röntgenbestrahlung (was aber ungünstig ist, da dabei toxische Verbindungen entstehen), durch Ultraschallbehandlung oder nach dem Verfahren der Natur, nämlich durch Einwirbelung. Damit wäre man wieder beim „natur-richtigen" Fließen eines Baches oder eines Flußes, wobei durch die schraubenförmig-spiralige Eindrehung der Wassermassen zur Mitte hin eine Selbstreinigung stattfindet (siehe Beobachtungen von Viktor Schauberger). Messungen haben bestätigt, daß die Schadstoffinformation, die schädliche Frequenz also durch einen Mehrfach-Verwirbelungsprozeß gelöscht werden kann. Falls das Wasser jedoch chemisch belastet ist, wird auch die schädliche Frequenz wieder auftauchen.

Interessant ist, wie Prof. Ludwig die „Qualität" des Wassers feststellt. Gemessen wird nämlich die Absorption des UV-Lichtes. „Schlechtes" Wasser nimmt viel UV-Strahlung auf, „gutes" absorbiert weniger, offensichtlich, weil es weniger braucht. Hier wird man wieder an die Theorie erinnert, die sowohl Schauberger als auch Grander vertreten, nämlich, daß sich das Wasser holt, was es braucht.

Auch die Frage, wie Schwingungen übertragen werden können, wird durch die Arbeiten Prof. Ludwigs beantwortet, nämlich durch Resonanz.

Dr. Ludwig hat einen Test gemacht, um die Übertragung von elektromagnetischer Schwingung durch Resonanz nachzuweisen. Bei zugeschmolzener Ampulle, die im Wasser schwimmt, in welches zwei Elektroden ragen, überträgt sich die Frequenz der homöopathischen Lösung auf das Wasser durch die völlig dichte Ampulle hindurch. Diesen Versuch könnte man höchstwahrscheinlich analog auf die Funktionsweise der Wasserbelebung anwenden.

Es scheint sich hier um ein Prinzip zu handeln, das Krankheit, wenn man sie mit schädlicher Frequenz gleichsetzt, mit Hilfe einer physikalischen Gegenschwingung therapiert. Die krankhafte oder krankmachende Information im Organismus wird durch ihre Gegeninformation, die in homöopathischen Medikamenten enthalten ist, physikalisch gelöscht, ohne daß chemisch nachweisbar irgendeine Veränderung durch das Medikament bewirkt wird.

Dieses Prinzip macht sich auch die Bioresonanztherapie zunutze. Mit Hilfe dieser Therapie ist es möglich, Schadstoffe, die im Organismus abgelagert sind, auszuleiten – wahrscheinlich aufgrund der Tatsache, daß das Körperwasser mit der Gegenschwingung versehen und dadurch angeregt wird, den Schadstoff auszuspülen.

Man kann also durch die elektromagnetische Beeinflußung des Wassers nicht nur etwaige Schadstoffinformationen löschen, sondern auch positive Frequenzen induzieren.

Eine wesentliche Frage der Wasserbelebung lautet daher, ob sie auch in der Lage ist, die im „Gedächtnis" des Wassers eingelagerten „Schadstoffinformationen" zu löschen. Die Antwort kann lauten: Warum eigentlich nicht? Wenn höhere Schwingungen in der Lage sind, andere zu löschen, ein Vorgang, der in der Natur automatisch abläuft, könnte dies auch bei der Wasserbelebung der Fall sein, ja sogar eine relativ einfache und plausible natürliche Erklärung für die Wirkung der Wasserbelebung ergeben. Es ist mit Sicherheit nur noch eine Frage der Zeit, bis Versuchsreihen hier völlige Klarheit schaffen werden. Auf jeden Fall ist es hochinteressant zu sehen, daß Physiker und Naturforscher zu sehr ähnlichen Ergebnissen kommen.

Diese Überlegungen sollen den Zugang zu den nächsten Kapiteln erleichtern, wo Menschen über die Wirkung von belebtem Wasser berichten und wo Techniker Erfahrungen beschreiben, für die vorläufig noch jede Erklärung fehlt.

KAPITEL 5

Belebtes Wasser und Gesundheit

D er Gesundheitsbereich ist mit Sicherheit der heikelste unter allen Aspekten der Wasserbelebung. Kranke Menschen in Not sind leicht ansprechbar für „Wunder", sie klammern sich an jeden Strohhalm. Je mehr man sich aber mit belebtem Wasser beschäftigt, desto mehr verliert es das Mystische, das Rätselhafte, desto mehr wird es zu etwas „Natürlichem". Wahrscheinlich wird es erst, wenn es „entzaubert" ist, zu etwas, das man sinnvoll anwenden kann. Vor allem reagiert es in verschiedenen Situationen verschieden. Die im Eingangskapitel wiedergegebenen Erfahrungen der Familie Lackner beziehen sich auf frisches Quellwasser, das den Anforderungen an „reifes" Wasser nach Schauberger, also einem Wasser, das „freiwillig" an die Oberfläche tritt, voll entsprechen würde und das dann noch zusätzlich nach Grander belebt wurde.

Auch publizistisch ist die Wiedergabe der persönlichen Erfahrungsberichte aus dem Gesundheitsbereich nicht ganz unproblematisch, besteht doch die Gefahr, daß unberechtigte Hoffnungen erweckt werden. Diese Berichte dürfen daher keineswegs dazu verleiten, bei gesundheitlichen Problemen auf ärztliche Hilfe zu verzichten. (Es gibt übrigens auch schon Ärzte, die ihren Patienten die Verwendung von belebtem Wasser empfehlen beziehungsweise dessen Wirkung eindeutig bejahen und medizinische Breitentests einfordern.) Es ist die Veröffentlichung der folgenden Berichte also mit einem gewissen Risiko verbunden. Auf der anderen Seite stellt sich die Frage: Ist es zu verantworten, die persönlichen Erfahrungsberichte über positive gesundheitliche Auswirkungen nach Anwendung belebten Wassers zurückzuhalten? Die im folgenden Abschnitt wiedergegebenen Beispiele (es wurde darauf Bedacht genommen, sie möglichst vollständig und unverändert abzudrucken) sind als Gedankenanstöße gedacht. Die tatsächliche oder behauptete Wirkung hängt mit ziemlicher Sicherheit auch mit dem eigenen Genesungswillen zusammen. Es gibt allerdings keinen einzigen Fall, wo nachteilige Wirkungen aufgetreten sind. Nach dem Lebensmittelgesetz handelt es sich bei Granderwasser um reines Trinkwasser.

Ausdrücklich sei hier gewarnt, auf Wunder zu hoffen. Auch Johann Grander meint, die Natur an sich sei in ihrer Perfektion ein Wunder, das vieles in sich selbst repariert, regeneriert und korrigiert. Aber die Anwendung belebten Wassers sei keine Wunderheilung, keinesfalls ein Arzneimittel. Zeigen sich positive gesundheitliche Auswirkungen, so handle es sich dabei ausschließlich um eine Aktivierung der natürlichen Heilkraft oder eine daraus resultierende Heilunterstützung bei Mensch, Tier und Pflanze.

Unter diesen Gesichtspunkten sind auch die Erfahrungsberichte von Anwendern zu sehen. Die hier ausgewählten Fälle zeichnen sich dadurch aus, daß sie in der einen oder anderen Weise typisch sind für die -zig Berichte über die Gesundheitswirkung von belebtem Wasser. Die meisten Berichte beziehen sich auf Hautkrankheiten und auf den Bereich von Magen und Darm. Sehr oft geht eine medikamentöse Behandlung nebenher oder hat vorher oder nachher stattgefunden, dadurch ist oft eine klare Abgrenzung der Wirksamkeit nicht zu ziehen. Es wurden nur Fälle aufgenommen, die mit vollem Namen gezeichnet und von den Betroffenen voll autorisiert sind.

Roland Konecny und Margit Kleinferchner, Wachtelgasse 3, 5020 Salzburg, berichten in einem Schreiben vom Juni 1995 folgende Erfahrungen: „Seit Frühjahrsbeginn 1993 beleben wir sämtliche Wasser, auch aufgefangenes Regenwasser, mit einem flexiblen Wasserbelebungsgerät von Johann Grander. Seit diesem Zeitpunkt haben wir sehr angenehme und großartige Veränderungen in verschiedensten Bereichen erfahren, über die wir nun kurz berichten möchten. In Haus und Garten erfreuen wir uns an üppigem Grün. Seit wir die Pflanzen nur mehr mit belebtem Wasser pflegen, beobachten wir eine allgemeine Kräftigung, die Pflanzen sind widerstandsfähiger, wachsen schneller und sind blühfreudiger. Bei unseren Bonsais, die wir in unglasierten, feinporigen Tonschalen kultivieren, bemerkten wir, daß keine Salz- und Kalkverkrustungen an den Töpfen mehr auftreten. Zum Blumengießen füllten wir eine Badewanne, die am Boden etliche Rostflecke hatte, mit belebtem Wasser auf. Nach einigen Tagen begannen die Rostflecken wie ein Pilz im Wasser zu wachsen. Wiederum einige Tage später hatte sich der Rost aufgelöst, und blankes Metall kam zum Vorschein.

Nicht nur unsere Pflanzen fühlen sich wohler, sondern auch wir selbst spüren die Wohltat des belebten Wassers: So haben sich Magenprobleme schon nach kurzer Zeit erheblich gebessert – ca. 20 Jahre laborierte ich an Gastritis, heute habe ich überhaupt keine Magenunstimmigkeiten mehr. Auch die Neurodermitis – die sich an beiden Beinen von den Kniebeugen immer weiter aus-

Roland Konecny und Margit Kleinferchner

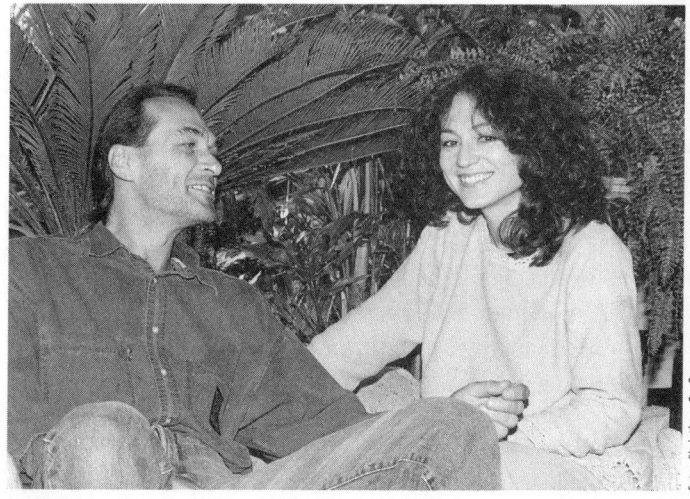

Foto: Christiane Gauß

83

breitete – ist heute gänzlich verschwunden. Meiner Mutter, die seit Jahren mit einem tränenden Auge Mühe hatte, empfahl ich, täglich Original Granderwasser einzusprühen; schon wenige Tage danach stellte sich der Tränenfluß ein, und die Augen sind seitdem viel klarer. Mein Bruder hatte über viele Jahre hinweg zu wenig Augenflüssigkeit. Da die Augen immer zu trocken waren, kniff und zwinkerte er ständig, und die Bindehaut war stets gerötet. Herkömmliche Medikamente brachten kaum Linderung, seit er auf unser Anraten seine Augen regelmäßig mit Granderwasser besprüht, ist vollkommene Besserung eingetreten, und seine Augen sind wieder rein.

Allgemein fühlen wir uns sehr viel wohler, geistig, seelisch und körperlich ausgeglichener. Das Baden ist ein Fest, es macht nicht mehr müde, und die Haut ist auch ohne Badeöl und Cremen geschmeidig, weich und kein bißchen trocken. Seit wir im belebten Wasser baden, verwenden wir weder Öl noch Seife, und so nützen wir in den Sommermonaten das Badewasser anschließend noch zum Gartengießen. Die Wäsche wird trotz 50prozentiger Reduzierung des Waschmittels sauberer und weicher. Im Wasserkessel und an der Badewanne haben sich Kalkränder gelöst. Beim Geschirrspülen lösen sich Fett- und Speisereste trotz minimaler Dosierung von mildem Seifenspülmittel wesentlich leichter.

Wir könnten noch viele wunderbare Erlebnisse mit belebtem Wasser berichten, möchten hier aber abschließend noch großen Dank an Johann Grander aussprechen, daß er all dies möglich machte und sein Wissen um die Natur uns allen zugänglich machte. Durch ihn haben wir den Wert des Wassers erst richtig zu schätzen gelernt. Danke!"

Der Vollständigkeit halber sei an dieser Stelle erwähnt, daß Frau Kleinferchner seit Sommer 1995 selbst in das Vertriebssystem der Umweltvertriebsorganisation (UVO) integriert ist. Nach ihren eigenen Angaben hat sie sich dazu entschlossen, weil sie der Meinung ist, daß dieses Wissen über Wasser und Anwendung möglichst weit verbreitet werden soll.

Eine ähnliche Erfahrung machte Andrea Bangerl aus Schärding,

Hueb 47. Sie schreibt: „Jahrelang habe ich ein Ekzem an den Fingern gehabt und bin von einem Facharzt zum anderen, alle haben mir irgendwelche Salben verschrieben, Tabletten und Cortison gegeben. Meine Finger haben gejuckt und gespannt, wurden sogar geschwollen, so daß sie richtig weh taten. Ich war schon verzweifelt, ich würde dieses Ekzem nicht mehr los werden. Jetzt sehen meine Finger aus, als hätte ich nie irgendwelche Probleme gehabt. Das Ekzem ist völlig verschwunden. Auch meinem Vater ist es sofort aufgefallen, daß mit unserem Wasser irgendetwas anders geworden ist. Wir haben ihm dann davon erzählt, auch er hatte ein Ekzem am Rücken. Sein Arzt gab ihm den Rat, sich an einen Facharzt zu wenden. Dazu kam es gar nicht mehr, weil es schon verschwunden war, mit dem belebten Wasser. Meine beiden kleinen Söhne vergnügen sich täglich im belebten Wasser. Sie genießen es richtig, darin zu plantschen und sich gegenseitig damit abzuspritzen. Sogar unsere Abflüsse im gesamten Hause sind nicht mehr verstopft. In unserem Garten rund um das Haus sind die Blumen so schön wie nie zuvor, alles nur noch mit

Andrea Bangerl und Söhne

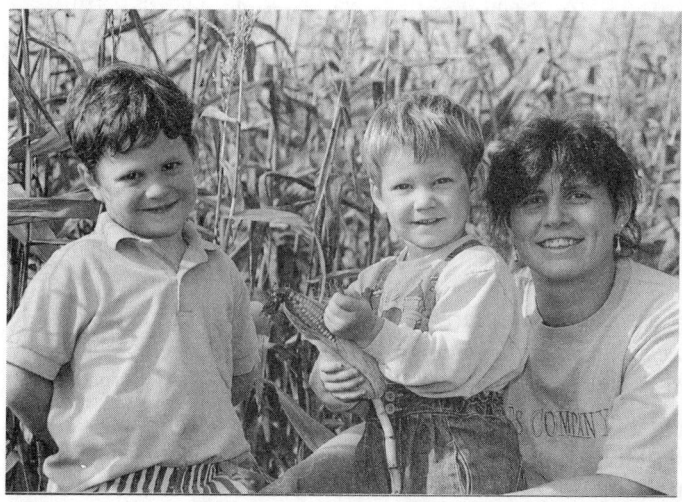

Foto: Christiane Gauß

85

belebtem Wasser gegossen. Diese positiven Erfahrungen haben mich sehr beeindruckt, und ich schreibe diesen Brief, weil ich möchte, daß dieses Gerät weiterempfohlen wird und daß auch andere solche Erfahrungen machen, wie ich es getan habe. Ich hoffe, daß sich noch viele nach mir an einem Wasserbelebungsgerät erfreuen. Für nichts auf der Welt würde ich die Wasserbelebung hergeben. Bangerl Andrea."

In fast allen Briefen wird dem belebten Wasser eine umfangreiche Wirkung im gesamten Bereich von Garten, Haushalt, Gesundheit und allgemeinem Wohlbefinden zugeschrieben. Selbst wenn man mit dem Placebo-Effekt argumentiert, würde dieser nicht den verstärkten Pflanzenwuchs bzw. die Verbrauchsabnahme bei Wasch- und Geschirrspülmitteln erklären, es sei denn, man neigt zur Annahme, daß man sich auch vermehrten Pflanzenwuchs oder größere Sauberkeit bei Wäsche und Geschirr schlichtweg einbilden kann. (Ökologisch gesehen wäre sogar das durchaus in Ordnung. Denn immerhin wird die Umwelt durch geringeren Wasch- und Spülmittelverbrauch entlastet, und ökonomisch würde sich die Sache auch rechnen, da sich die eingebauten Geräte durch den tatsächlichen Minderverbrauch relativ rasch amortisieren.)

Unter den Erfahrungen, die die Pfarrersköchin Gisela Klement aus dem Pfarramt Lamprechtshausen in Salzburg mit belebtem Wasser machte, mögen einige durchaus zum Schmunzeln anregen. Aber sollten nicht auch Freude und Fröhlichkeit Begriffe sein, die wir als Wertgegenstände betrachten? „Durch einen Besuch bei der Familie Zopf und Hufnagel in Gahberg machten wir beim Duschen die Erfahrung, daß das Wasser auf der Haut ungewöhnlich cremig und geschmeidig wirkte. Die Familie Zopf-Hufnagel führte dieses wunderbare Wasser auf den Einsatz eines Wasserbelebungsgerätes zurück. Aufgrund dieser Erfahrung bestellten wir für unseren Pfarrhof in Lamprechtshausen ein Wasserbelebungsgerät (Größe 1 Zoll). Seit November 1992 haben wir unsere Salzenthärtungsanlage, welche nie ausreichend funktionierte, stillgelegt und die Wasserbelebung in Betrieb gesetzt. Kurz nach dem Einbau stellten wir fest, daß ständig

Ablagerungen sich ablösen und ausgeschwemmt werden. Die Waschmittelmenge konnten wir auf die Hälfte reduzieren; die Wäsche ist genauso sauber und weich. Seit der Benützung des belebten Wassers hat sich mein Hautausschlag wesentlich gebessert! Auch kommt jetzt ständig ein Bekannter sein Gesicht waschen, da der Bart danach eine Woche lang weich bleibt. Jetzt trinken wir ausschließlich Leitungswasser. Aus diesen Gründen haben wir die Wasserbelebung auch an das Pfarramt St. Johann im Walde in Osttirol vermittelt und werden diese göttliche Erfindung weiterempfehlen. Gisela Klement, Pfarrersköchin, Pfarramt Lamprechtshausen, Franz-Xaver-Gruber-Straße 92."

Karin Beutler aus Mannheim in Deutschland berichtet über die Wasserbelebung: „Nach dreimonatigem Gebrauch des Wasserbelebungsgerätes möchte ich Ihnen meine positiven Erfahrungen mitteilen: Stabilisierung des Kreislaufes. Weniger Wetterfühligkeit, unter der ich sehr gelitten habe. Hühneraugen sind verschwunden. Hornhaut an den Zehen nur sehr minimal, wo sie vorher sehr störend dick war. Der Körper wird von innen gereinigt. Wunden heilen schneller. Wasser kocht schneller, ist weicher. Rauhe Hände, über die das Wasser läuft, werden weicher, fast wie eingecremt. Kartoffeln, in unserem Wasser gekocht, brennen beim Braten nicht mehr so schnell an. Bei Nudeln ist es ebenso. Nicht fettes Geschirr glänzt schön und wird sehr sauber, auch ohne Spülmittel. Tee und Kaffee schmecken nicht so bitter und sind weicher im Geschmack und magenfreundlicher. Milch, die durch das Gerät läuft, schmeckt besser. Blumen wachsen schneller, werden schöner. Nach dem Baden brauche ich keine Lotion mehr, da die Haut nicht ausgetrocknet ist, es badet sich sehr angenehm in diesem Wasser. Stimmungsschwankungen sind zurückgegangen, daher Verbesserung der Lebensqualität. Da ich seit 46 Jahren Gelenksrheuma habe, wird die Schmerzzeit kürzer. Die Anschwellungen der Gelenke ziehen sich nicht mehr über Tage hin. Da ich nur pflanzlich-homöopathische Medikamente nehme, wirken diese besser.

Mein Gefühl für Tiere ist intensiver geworden, vorher waren es nur Lebewesen für mich. Wasser steht nicht ab, stinkt nicht.

Morgens bin ich nicht mehr so müde, fühle mich fit, was vorher nicht der Fall war. Habe kaum noch Migräneanfälle, und wenn, dann sind sie nicht mehr so schlimm. Negative Erfahrungen: Keine, nur positive – und lerne jeden Tag dazu. Mit großem Dank an den Erfinder Herrn Grander und freundlichen Grüßen – Karin Beutler."

Das Problem bei der Wiedergabe solcher Briefe ist, daß sie in der Naivität ihrer Abfassung und wahrscheinlich auch in ihrer Grundehrlichkeit wie vordergründige Werbeschriften klingen. Man muß sie als das sehen, was sie sind: spontane Äußerungen in einer meist euphorischen Stimmung.

Anna Gruber aus Gmunden, Keramikstraße 1, berichtet über die Erfahrungen bei ihrer Enkelin: „Meine Enkelin Verena, neun Jahre alt, bekam 1992 ein neues Schlafzimmer. Ab dieser Zeit war

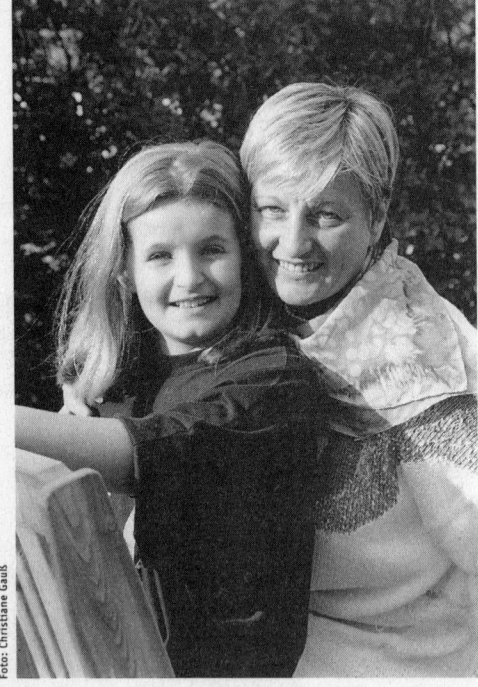

Foto: Christiane Gauß

Anna Gruber
mit Enkelin Verena

das sonst so frischlebendige Kind sehr oft müde und schwach, wir suchten Hilfe beim Hausarzt. Dieser diagnostizierte ein schlechtes Blutbild und hat daraufhin meine Enkelin in das Krankenhaus Vöcklabruck überwiesen. Diagnose: Geteilte Niere – Rückfluß in die Niere, Bettnässen, öfters auftretendes Erbrechen und Müdigkeit waren äußere Zeichen ihrer Krankheit, und sie mußte operiert werden (Harnleiterschnitt). Leider besserte sich der Zustand Verenas nicht, trotz großem Bemühen der Ärzteschaft, man überlegte die Anwendung einer neuen Methode (Eingriff durch den Nabel). Gerade zum richtigen Zeitpunkt bekam ich durch eine Bekannte Kontakt zu Herrn Kalchgruber aus Linz, Berater der Umweltvertriebsorganisation. Er überprüfte die Schlafstelle Verenas mit der Wünschelrute. Verenas Bett stand auf einer Wasserader. Im Haus wurde eine Wasserbelebung eingebaut, und meine Enkelin bekam auch einen Wasseranhänger. Die Veränderung des Schlafplatzes und die Therapie mit dem belebten Wasser im Hause zeigte Wirkung. Nach zwei Monaten war Verena wieder vollkommen gesund, frisch und fröhlich. Ich kann Hans Grander, dem Erfinder der Wasserbelebung, nur danken, und ich habe seit dieser Zeit schon sehr vielen Menschen geholfen. Belebtes Wasser ist in der heutigen Zeit ein unverzichtbarer Bestandteil zur Erhaltung unserer Gesundheit geworden. Nicht nur für Kranke, sondern auch vorbeugend für die Gesunden. Es ist mir erst jetzt so richtig klar geworden, welche Kraft in diesem Wasser steckt, und was das für eine Hilfe für Mensch, Tier und Pflanze bedeutet in unserer angeschlagenen Umwelt."

Sonja und Hansjörg Schwendinger aus Göfis bei Feldkirch in Vorarlberg war es ein Bedürfnis – auf Grund zahlreicher Ereignisse in den vergangenen Monaten –, in einem Schreiben an Johann Grander über ihre Erfahrung mit der Wasserbelebung zu berichten. „Als wir im November 1994 die Wasserbelebung in unser Haus einbauen ließen, hatte eine Tante von uns bereits die zweite Chemotherapie hinter sich. Ihre physische und psychische Verfassung war zu diesem Zeitpunkt so schlecht, daß wir der Meinung waren, daß für sie diese Chemotherapie im Laufe der Zeit ihren Tod bedeuten würde. Das war Anlaß für uns, die Tante mit der Kenntnis des Granderwassers zu konfrontieren und weitere Informationen über unsere UVO-Beraterin einzuholen, was an dieser Stelle noch machbar wäre. Diese Beraterin (Frau König aus Lustenau) setzte sich umgehend mit Hans Grander in Verbindung, und er stellte uns nach ca. einer Woche eine spezielle Wassermischung zur Verfügung. Unsere Tante nahm dann morgens und abends je ein Schnapsgläschen davon zu sich. Eine Reaktion auf dieses spezielle Wasser zeigte sich bereits nach einer halben Stunde nach dem erstmaligen Einnehmen. Diese äußerte sich in einem starken Kribbeln und das nur an denjenigen Stellen, wo sie Monate zuvor an der linken Brust operiert worden war. Diese Reaktion machte die Tante zuerst ängstlich, doch nach nochmaliger Rücksprache mit unserer Beraterin Frau König konnte ich ihr die Information geben, daß sich der unangenehme Zustand erfahrungsgemäß in wenigen Tagen normalisieren könnte. Zusätzlich sollte sie zwei Liter (besser noch mehr) von unserem belebten Wasser zur Entgiftung trinken, was sie auch befolgte.

Sonja und Hansjörg Schwendinger

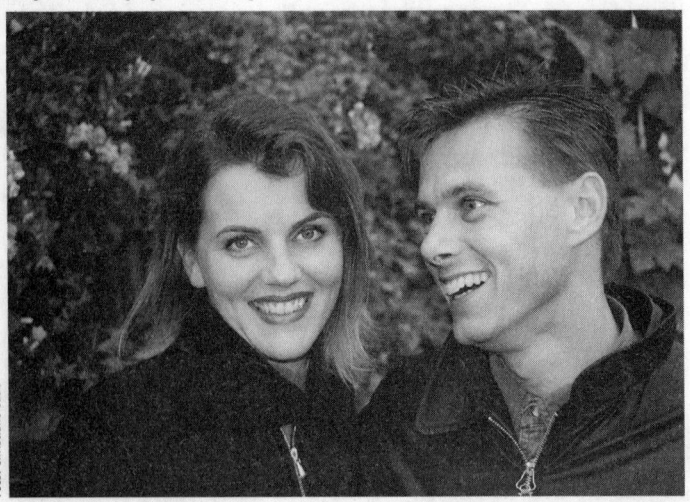

Foto: Christiane Gauß

Das Erstaunliche stellte sich ein: Nach ungefähr einer Woche fühlte sie sich nicht nur körperlich besser, sondern auch ihre Depressionen waren verschwunden; ja sogar im Gegenteil, sie hatte auf einmal neue Lebenskraft und Lebenswillen entwickelt. Die Reaktionen auf die Einnahme der speziellen Wassermischung von Hans Grander waren eigentlich allumfassend: Positives Denken stellte sich auf einmal ein, auch Interesse für gesunde Ernährung, Bewegung an der frischen Luft, Umgang mit eher positiv gesinnten Menschen war ihr wichtig, Leute, die sie bemitleideten, mied sie. Was sich körperlich zeigte, war, daß sich ab diesem Zeitpunkt der Haarausfall praktisch auf Null reduzierte, ihr Gang aufrecht und ihre Haut wieder rosig im Gesicht wurde. Die Chemotherapie setzte sie weiter fort, aber mit dem erstaunlichen Erfolg, daß das Leiden unter den Nebenwirkungen nicht mehr wie bislang eine Woche bis zehn Tage dauerte, sondern die Tante bereits am darauffolgenden Tag schon wieder aktiv war.

Eine interessante Begebenheit möchten wir an dieser Stelle noch berichten: Über Neujahr war die Tante bei ihrer Schwester, sie hatte jedoch das spezielle Granderwasser nicht mitgenommen. Ihr psychischer und körperlicher Zustand verschlechterte sich so prekär, daß in kürzester Zeit ihre Verfassung wie vor der Einnahme des Granderwassers wieder zurückkehrte. Sie brach daraufhin den Aufenthalt bei ihrer Schwester früher als geplant ab und wollte sofort nach Hause, denn sie brauchte das Wasser. Bereits am darauffolgenden Tag, nach Einnahme des speziellen Wassers, war sie in einer merklich besseren Verfassung. Nach diesem Vorfall hat sie die Wassertherapie nie wieder unterbrochen und hat somit sogar noch drei Chemotherapien mit geringen Problemen überstanden. Nachdem die spezielle Wassermischung aufgebraucht war, nahm sie weiter das ‚blaue Wasser' (Granderwasser) und belebtes Leitungswasser, und sie fühlt sich bis zum heutigen Tag wohl.

Unsere ganz persönliche Meinung zu diesen Ereignissen ist, daß unsere Tante die Chemotherapie in ihrem Alter und ihrer schlechten körperlichen und seelischen Verfassung wahrscheinlich nicht sehr lange überlebt hätte. Das ist auch der Grund, warum die Ärzte ihre Blutwerte untersuchten und bei diesen Werten mit ihrem

Latein irgendwie am Ende waren. Trotzdem freuten sie sich natürlich sehr, daß sie wieder einen ‚positiven' Fall in ihrer Statistik verzeichnen durften. Unsere Tante hat natürlich niemals verraten, daß sie selbst noch ihre Krankheit mit Energiewasser behandelte.

Auf speziellen Wunsch unserer Tante möchten wir noch folgenden Satz anführen: Für sie ist auf alle Fälle klar, daß sie diese Hilfe mit keinem Geld dieser Welt bezahlen kann und ihr daher nichts weiter bleibt, als Herrn Grander aus tiefstem Herzen zu danken."

Eine Rückfrage unmittelbar vor Manuskriptabgabe ergab, daß sich die Tante bester Gesundheit erfreut.

Schreiben dieser Art gibt es einen ganzen Ordner voll. Erwähnt seien noch drei Auszüge aus typischen Schreiben. Peter Hagen, Viktorsberg 20, 6832 Sulz-Röthis, schreibt:

„Ergebnis seit April 1995:

▶ Immer wiederkehrende rheumatische Probleme sind inzwischen fast verschwunden bzw. mit einer warmen Dusche oder Bad (statt einer Cortisonspritze) weg.

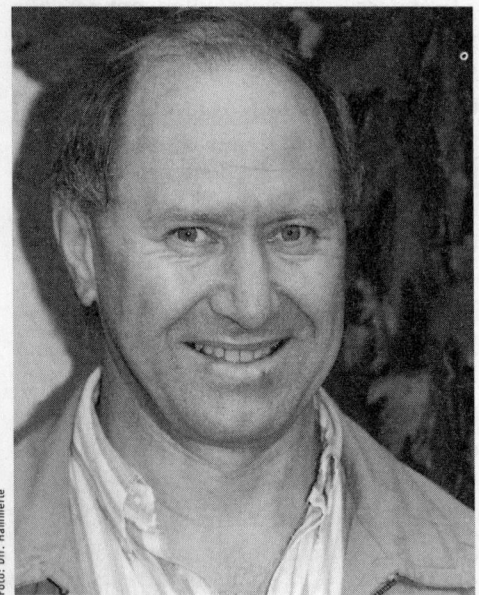

Foto: Dir. Hämmerle

Peter Hagen

▶ Hautprobleme beginnen sich langsam aufzulösen und machen nunmehr einem weichen, angenehmen Hautgefühl Platz.

▶ Schwiegervater, 84 Jahre, mit Herzschrittmacher und früher starkem Druck- und Völlegefühl (Wasseransammlung), spricht nicht mehr vom Sterben, sondern wird von allen wegen seines guten Aussehens und seiner Energie bestaunt.

▶ Angehende Fieberblasen (Herpes) gehen nach 15minütiger Behandlung mit blauem Wasser zurück.

▶ Wir benötigen kein Mineralwasser mehr.

▶ Die Kiefer- und Zahnkorrektur meiner Gattin (34 Jahre) spricht so schnell an, daß die Zahnärztin, welche nach der ‚Ganzheitsmethode' behandelt, nur so staunt..."

Maria Fussenegger aus Dornbirn in Vorarlberg, Riedgasse 50, will neue Lebensenergie bezogen haben:

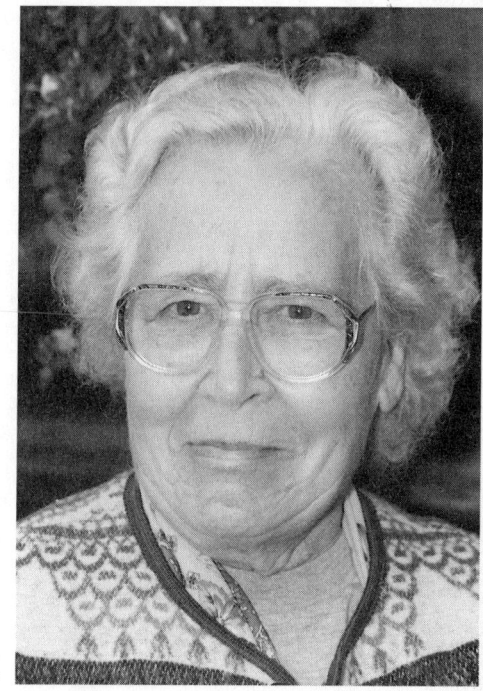

Maria
Fussenegger

Foto: Dir. Hämmerle

93

„Im Oktober 92 bekam ich ein neues Hüftgelenk auf der rechten Seite. Beim Röntgen wurde festgestellt, daß auch die linke Seite ‚drankommt'. Im Mai 95 bekam ich solche Schmerzen auf der linken Seite, daß ich schon an eine Operation dachte. Im Juli 95 wurde in unserem Wohnblock (18 Wohnungen + Büro + Zahnarztordination) ein Wasserbelebungsgerät eingebaut. Auf Anraten von Fr. König (UVO-Beraterin, Anm. d. Verf.) machte ich eine ‚Badekur'. Ich legte mich täglich ca. 1/2 Stunde ins belebte Wasser. Nach 3 Wochen waren die Schmerzen weg, seither bin ich schmerzfrei. Ich unternehme wieder Spaziergänge bis zu 2 Stunden, natürlich besorge ich unseren Haushalt. Ich bin 75 Jahre und fühle mich wie 60. Fussenegger Maria."

Roswitha Fleischhacker, Dorf 35, aus Koblach in Vorarlberg, schildert ihre Eindrücke folgendermaßen: „Ich hatte im November

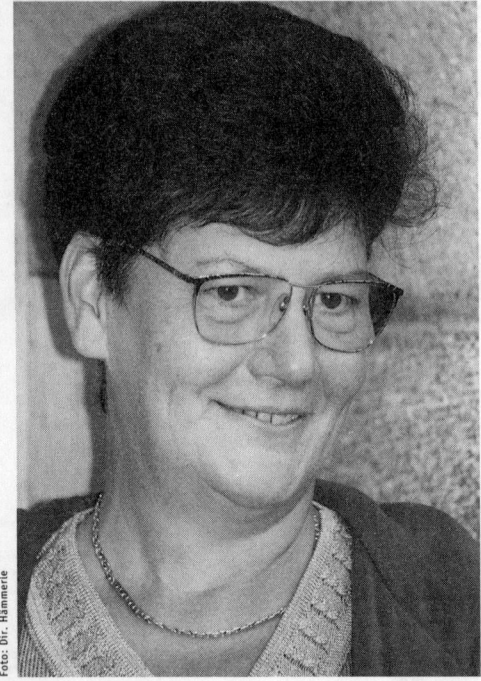

Foto: Dir. Hämmerle

Roswitha
Fleischhacker

1993 Eierstockkrebs Stadium IV c. Nach der Operation mußte ich eine Chemotherapie machen. 6 x im Abstand von 3 Wochen, mir ging es sehr schlecht. Ich habe jedes Mal 3 Tage erbrochen. Auf Anraten von einer guten Freundin habe ich gleich nach der Operation mit dem Trinken von Granderwasser begonnen. Den ersten Erfolg hatte ich bei der Verdauung. Ich litt unter Verstopfung. Seit ich dieses Wasser trinke, brauche ich keine Medikamente mehr, der Darm arbeitet wieder normal. Schon das Gefühl allein, ich trinke jetzt gesundes Wasser, hat mir sehr geholfen. Es gab mir die Energie der Hoffnung und die Kraft, den Krebs zu besiegen. Jetzt ist bei jeder Kontrolle alles in Ordnung. Ich möchte mich bei allen, die dieses Wasser entwickelt haben und anbieten, recht herzlich bedanken. Roswitha Fleischhacker."

Dr. Wilhelm Tischler, Kurarzt von Bad Hall, wendet in seiner Privatpraxis Granderwasser an. Einer seiner Patienten, Josef Weidlinger, Pilgramgasse 8, 4840 Vöcklabruck, berichtet über das Ergebnis: „Ich hatte im Jahre 1992/93 sehr stark unter Depressionen gelitten, die, wie damals vermutet, durch die damalige schlechte Wirtschaftslage der Firma hervorgerufen wurden. Dieser seelische Druck und der Streß könnten der Auslöser für den Gehirntumor gewesen sein. Ich wurde damals vom Nervenarzt behandelt, doch die Depressionen konnten dadurch nicht gelindert werden. Im Oktober 1993 begann ich zu phantasieren und wurde dann sofort in die Nervenklinik eingeliefert. Dort wurde durch diverse Untersuchungen der Gehirntumor festgestellt. Dieser Tumor war bereits so weit fortgeschritten, daß keine Operation mehr möglich war. Auch die Stelle (links oben, Sitz der Gedanken, Konzentration) war ausschlaggebend, daß der Tumor nicht operabel war.

Ich wurde dann auf die Kopfstation verlegt und auf die Chemotherapie vorbereitet. Nach 14 Tagen verlegte man mich auf die Onkologie, und ich mußte mich 7 Chemotherapien unterziehen und ab Jänner 1994 35 Bestrahlungen. Während der ganzen Behandlung war ich nicht bei vollem Bewußtsein. Erst Mitte Dezember wurde mir bewußt, welche Krankheit ich hatte. Damals konnte ein Rückgang des Tumors festgestellt werden.

Die letzte Behandlung war ca. im Juni 1994, und die Ärzte

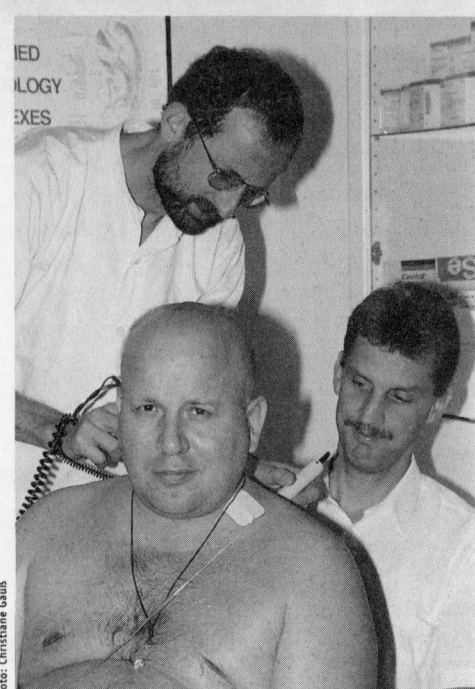

Dr. Wilhelm Tischler
mit Patienten Josef
Weidlinger und
Feinstromtherapeuten
Gerald Kieninger

bestätigten damals, daß der Tumor vollkommen beseitigt war. Im Februar 1995 kam ich wieder auf die Onkologie, da ich starke Nervenschmerzen am rechten Fuß hatte. Ich mußte mich wieder 4 Chemotherapien unterziehen, weil man meinte, sie dadurch zu verbessern. Die Behandlung wurde dann von meiner Familie unterbrochen, weil es nicht besser wurde, sondern eher schlimmer und für alle Beteiligten unerträglich.

Es wurde dann versucht, die Schmerzen mit anderen Formen zu verringern, jedoch ohne Erfolg.

Im Juli 1995 begann ich die Feinstromtherapie mit belebtem Wasser (durch Grander-Wasserbelebung), die von Herrn Gerald Kieninger beziehungsweise von Herrn Dr. Wilhelm Tischler vollzogen wurde und die den gewünschten Erfolg herbeiführte. Die Behandlung wurde von mir als angenehm und sehr beruhigend empfunden und auch dadurch das ganze Wohlbefinden gebessert. Bei einer Nachuntersuchung im September 1995 auf der Onkologie wurde mein Zustand als sehr zufriedenstellend von den Ärzten mit Verwunderung festgestellt."

Wie gesagt, die Liste könnte noch lange fortgesetzt werden. Das Ziel ist es, die Mediziner auf diese Phänomene aufmerksam zu machen und eine offene, vorurteilsfreie Diskussion darüber zu ermöglichen. Mittlerweile sind schon mehrere Ärzte private Anwender der Grander-Technologie.

KAPITEL 6

Wirkung in der Technik

W ährend der Gesundheitsbereich weitestgehend emotionalisiert ist, subjektive Empfindungen und Erfahrungen schwer nachvollziehbar sind und nach der Heilung einer Krankheit kaum endgültig und ausschließlich festgestellt werden kann, was die tatsächlich ausschlaggebenden Ursachen für die Genesung waren (dies gilt sowohl für die Schulmedizin als auch für alternative Heilmethoden), ist dies in der technischen Anwendung anders. Hier kann konkret gemessen werden.

Es gibt sicherlich mehrere Gründe, warum es noch keine wissenschaftlichen Untersuchungen in größerem Ausmaß über eventuelle veränderte Eigenschaften von belebtem Wasser gibt. Der wichtigste Grund dürfte sein, daß sich die Familie Grander niemals echt bemüht hat, den wissenschaftlichen Wirkungsnachweis einzufordern. Ein kaum minder wichtiger Grund ist wohl, daß Wasser vorwiegend mit den Methoden der Chemie und weniger mit denen der Physik analysiert wird und daher die Messungen im hochfrequenten Schwingungsbereich nur von ganz wenigen Instituten durchgeführt werden (siehe Kapitel 4). Außerdem ist die praktische Anwendung der Wasserbelebung noch relativ jung. Spätestens dann, wenn die Erfahrungsberichte über die Wirkung von belebtem Wasser überhand genommen haben, wird es zwangsläufig zu einer Konfrontation zwischen den Vorstellungen der Naturforscher und den Anhängern der mechanistischen Wissenschaft kommen.

Der entscheidende Unterschied – und dies ist gleichzeitig der große Trumpf der Naturforscher – besteht darin, daß sich automatisch eine Beweislastumkehr ergibt. Spätestens dann, wenn die Wirkung gemessen werden kann (auch wenn sie nicht so aalglatt und sauber regelmäßig auftritt, wie dies die „exakte" Wissenschaft fordert), wird die Jagd nach den Ursachen beginnen.

Es gibt grundsätzlich zwei Zugänge, um technische Produkte zur Anwendungsreife zu bringen. Erstens, Wirkungszusammenhänge zu erkennen und dann daraus Produkte zu entwickeln, und zweitens, Ergebnisse zu sehen und dann deren Ursache zu erforschen.

Das Zweitgenannte haben die Chinesen getan. Da bekanntlich der Prophet im eigenen Lande nichts gilt, übergab Johann Grander eine seiner Erfindungen, auf die er ein europäisches Patent (EP 0389 888 B1) besitzt, den Chinesen zur Überprüfung. Es handelt sich um eine Art Katalysator für Verbrennungsmaschinen, kurz Eco-Kat oder Universalbeleber genannt. Offiziell bewirkt das Gerät eine „Anordnung zur Verminderung des Kraftstoffverbrauches und der Abgase bei Brennkraftmaschinen sowie Verfahren zur Kraftstoffreduzierung und Abgasminderung bei Brennkraftmaschinen".

Wiewohl es Johann Grander klar ist, daß die Verbrennung zur Umwandlung von Energie und Erreichung von Mobilität grundsätzlich der falsche Weg ist, so ist es seiner Meinung nach doch das Gebot der Stunde, zu verhindern, daß das restliche Erdöl beziehungsweise die restlichen fossilen Ressourcen in Form von Kohle und Gas aufgebraucht werden und daß die über Jahrhunderte, wenn nicht länger fortwirkenden Folgeschäden der Verbrennung soweit als möglich in Grenzen gehalten werden.

Als Johann Grander in Deutschland und Österreich seinen Eco-Kat vorstellte, fielen die Autofahrerklubs über ihn her, bezichtigten ihn der Scharlatanerie und des Schwindels. Obwohl die Anschuldigungen gegen seine Person gingen, reagierte er nie öffentlich darauf. Er vertritt die Meinung: „Ich verstehe die Menschen, wenn sie so auf meine Neuerungen reagieren, woher sollen sie es auch wissen?" Trotzdem hofft er, daß seine Erfindungen anerkannt werden. Die Kritik hielt er für ein Zeichen, daß die Zeit dafür noch nicht reif sei, und er forcierte einfach den Eco-Kat nicht weiter.

Ein Abgesandter der chinesischen staatlichen Eisenbahn-gesellschaft kam von sich aus auf Grander zu. Im nachhinein stellte sich heraus, daß die Chinesen seit vielen Jahren alle möglichen und unmöglichen Erfindungen getestet hatten, die Treibstoffeinsparungen und Schadstoffreduktionen versprachen. Aus einem Bericht geht hervor, daß sie dies jahrelang erfolglos taten. Bei Grander glauben sie nun fündig geworden zu sein. In einem Gutachten heißt es unter anderem: „Der ‚Eco-Kat‘ (ma-gnetische Flüssigkeit für optimale Treibstoff-Verbrennung), ent-wickelt von einem österreichischen Naturforscher, Herrn J. Grander, ist eine der größten Erfindungen dieses Jahrhunderts."

Bei aller Sympathie und allem Respekt vor den Arbeiten und Entdeckungen Johann Granders – hier wird ein großes Wort gelassen ausgesprochen. Die Testserie steht natürlich erst am Anfang, Vergleichstests in anderen Ländern sollen nicht zuletzt durch die Publikation der chinesischen Ergebnisse in diesem Buch provoziert werden. Nur: Ohne gründliche Überprüfung, ohne wissenschaftliche Verifikation oder Falsifikation kann dieser Satz der staatlichen chinesischen Eisenbahngesellschaft nicht beiseitegewischt werden. China ist kein technisches Entwicklungs-land, es verfügt sowohl über Atombomben als auch über Welt-raumfahrzeuge. Die Fähigkeit zur Messung von Energieverbrauch und Schadstoffausstoß eines Verbrennungsmotors muß jedenfalls als gegeben angenommen werden.

Mit aller Vorsicht und Zurückhaltung sei hier exklusiv und erstmalig außerhalb firmeninterner Darstellungen das Ergebnis einer Untersuchungsserie des Eco-Kat der staatlichen chinesischen Eisenbahn-Gesellschaft (China Railroad Corporation) umfangreich präsentiert. Dipl.Ing. Dr. Horst Felsch, der mit Sicherheit beste wissenschaftliche Kenner der Wasserbelebung, ist der Meinung, daß die chinesischen Untersuchungsmethoden absolut dem inter-nationalen Standard entsprechen und korrekt sind.

Vorweg eine kurze Beschreibung des Eco-Kat: Es handelt sich dabei um einen Universalbeleber, um ein Gerät, das aus zwei Halbschalen besteht, die über Schläuche oder schmale Leitungen geklappt werden. Jede dieser Schalen ist mit Grander-Konzentrat gefüllt – auf Wunsch unter Zusatz von Frostschutzmittel. Der Universalbeleber wird über die Kraftstoffzuleitung (also Benzin- oder Dieselzuleitung) gestülpt und beeinflußt dadurch, so der Erfinder, den Kraftstoff in seinen Grundeigenschaften, belebt ihn quasi. Das Ergebnis soll sein: Ca. sechs Prozent Minderverbrauch und eine deutliche Senkung der meßbaren Abgasemissionen.

Die China Railroad Corporation betreibt eines der größten Eisenbahn- und Transport-Verbindungsnetze der Welt, mit einem jährlichen Treibstoffverbrauch von 2,16 Millionen Tonnen für das gesamte Eisenbahntransportnetz. Das sind 40 % des gesamten Dieselverbrauches des ganzen Landes. In Anbetracht dieses hohen jährlichen Treibstoffverbrauches hat die „China Railroad Corporation" in den vergangenen zehn Jahren viele Tests an verschiedenen umweltfreundlichen und wirtschaftlichen Treib- stoffprodukten – aus China ebenso wie aus dem Ausland – durch- geführt; getestet wurden z.B. Dieselzusätze, Heizölbehandlungen, hochmagnetische Treibstoff-Sparsysteme, ein keramisch-magneti- sches Treibstoff-Sparsystem usw. Nach einem Bericht des Chine- sisch-Nationalwissenschaftlichen Forschungsinstitutes, das sich mit den größten der bei der China Railroad Corporation verwen- deten Dieselverbrennungsmotoren beschäftigte, hatten alle oben- erwähnten Produkte keine wesentliche Wirkung.

Im folgenden Auszüge aus dem chinesischen Gutachten:

„Vor einigen Monaten wurde der Eco-Kat mit seiner hochtech- nischen Kraft strengsten Tests durch die China Railroad Cor- poration unterzogen, wobei der Eco-Kat auf Dong Feng 4 – einer mittleren Kaltverbrennungs-Lokomotive, erzeugt von der China Dairen Lokomotivfabrik – installiert wurde. Die Tests wurden drei Monate lang in Shanghai, Nasiang Repare Workshop-Testing- Center, durchgeführt. Die erhaltenen Testergebnisse waren er- freulich und außergewöhnlich." Aufgrund der schwerwiegenden Aussage der chinesischen Eisenbahngesellschaft sei hier näher auf technische Details der Überprüfung eingegangen.

Unter dem Übertitel „Prüfnormen" heißt es im Gutachten: „Das Chinesisch-Nationalwissenschaftliche Forschungsinstitut wendet besonders präzise Computersysteme an, um die Leistungen von

Dieselloks zu prüfen. Deren Genauigkeit ist so groß, daß die Fehlerrate bei 1 zu 1000 Promille liegt. Die Testergebnisse richten sich nach nationalen und internationalen Standards.

▶ Testverlauf:

1. Die Lokomotive auf dem Prüfstand festmachen.
2. Die Lokomotive an den Computer und die elektronischen Instrumente anschließen.
3. Für jeden Test 20 kg Dieseltreibstoff in die Elektronik-waagschale einfüllen. Die Zeit in Sekunden errechnen, in welcher die Lokomotive 5 kg Dieseltreibstoff verbraucht. Dieser Test ist dreimal zu wiederholen und das Durchschnittsergebnis zu ermitteln.
4. Gleichzeitig sind viermal die Umdrehungen pro Minute (RPM) zu testen:
   a) neutral,
   b) 700 RPM,
   c) 815 RPM.

▶ Testergebnisse:

Sechs Wochen nach der Installation des Eco-Kat ergibt ein Vor- und Nachvergleich aufgrund des erhaltenen Durchschnittswertes aus den zwölf Testversuchen, daß die Diesel-Einsparung bei 6% lag.

Laut Aussagen des Erfinders und Testergebnissen aus verschiedenen europäischen Ländern wird geschätzt, daß nach vier bis sechs Monaten nach Installation des Systems sich dessen Leistung auf Langzeitbasis stabilisiert. Beigeschlossen der Arbeitsbericht von der DF 4-1358-Lokomotive mit der Installation des Eco-Kat über zweieinhalb Monate: Die Computerergebnisse weisen auf eine Übereinstimmung mit den statistischen Daten der Eisenbahn hin, was wirklich ermutigend ist.

▶ Die hauptsächlichen Aussagen sind:

1. verminderter Treibstoffverbrauch mit verstärkter Leistung
2. verbesserter Emissionsausstoß z.B ohne sichtbare graue Auspuffwolke
3. verstärkte Leistung des Turboladers, vermutlich durch Eliminierung der Kohlenstoff-Ablagerungen.

▶ Wir haben bereits eine Zustimmung vom Büro in Shanghai erreicht, die lautet:

1. Fortsetzung der Beobachtung und des Tests. Erstellung eines analytischen Berichtes bei der Bedienung der Dieselmaschine über 180 Tage nach Installation des Eco-Kat sowie im nächsten Mai zu deren jährlicher Überholung.
2. Vorbereitung zu mittleren Tests an 50 bis 100 Lokomotiven.
3. Vorkehrung zur Überprüfung von Umweltschutzdaten sowie – so bald als möglich – Tests an kleinen Dieselmaschinen und benzinbetriebenen Automobilen.

Wir hoffen, daß weitere Ergebnisse erzielt werden, welche die Einführung dieses hochtechnologischen Produktes beschleunigen."

▶ Weiters heißt es in diesem Gutachten:

„Der Senior-Cheftechniker der Dieselverbrennungsmotoren-Forschung für die China Railroad Corporation, welcher 40 Jahre Erfahrung in der Instandhaltung und Konstruktion von Lokomotiven hat, und der Lokomotiven-Instandhaltungs-Techniker sind beide nach dem sechswöchigen Test mit dem Eco-Kat zu der folgenden Auswertung gekommen:

1. Einfache Installation, leicht und handlich, keine Filtration oder Anschluß an elektrischen Strom.
2. Hoch treibstoffsparend, sehr beständige Leistung.
3. Extrem umweltschutzfördernd. Fähig, Kohlenwasserstoffe und andere schädliche Gase bis zu 90 % auszumerzen.
4. Die Verbrennungstemperatur wird reduziert und die Leistung um 2 % erhöht.
5. Dient zum Entfernen von Ablagerungen in den Leitungen, dadurch Verlängerung der Lebensdauer von Maschinenteilen.
6. Vermindert stark den Verbrauch an chemischen Reinigern und Ersatzteilen.
7. Einmal installiert, ist keine weitere Instandhaltung erforderlich. Das System kann wiederholt an anderen Maschinen installiert werden.
8. Absolut keine Störung des Normalbetriebes der Lokomotiven und anderer Instandsetzungsarbeiten."

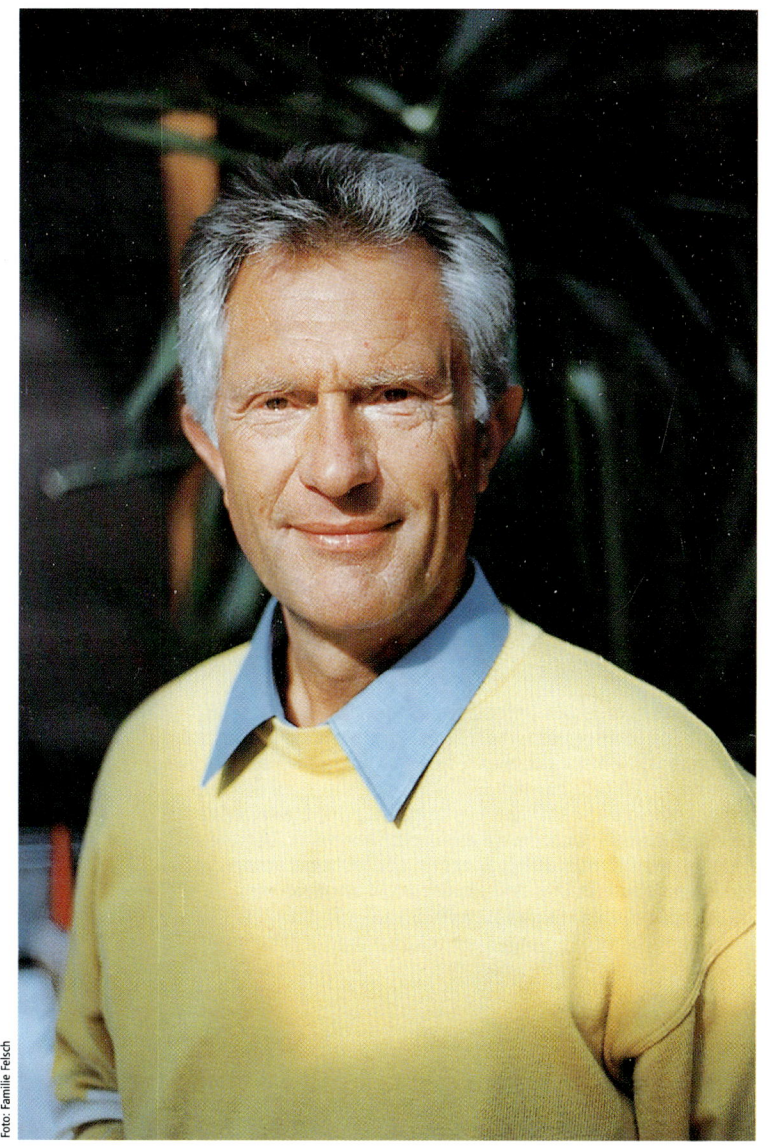

Foto: Familie Felsch

Dipl.-Ing. Dr. techn. Horst Felsch

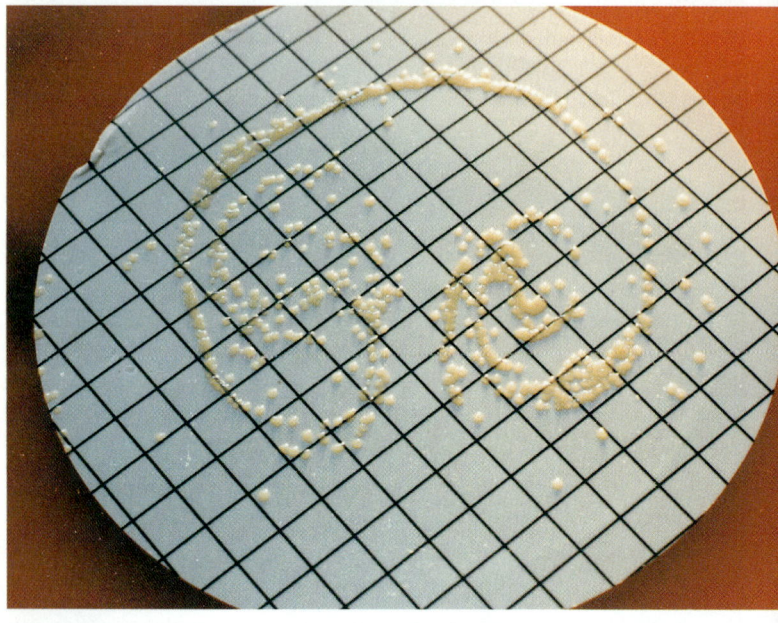

Foto: Dr. Felsch

Bei der bakteriologischen Untersuchung des Füllungswassers von
Grander-Belebungsgeräten erhielt Dr. Felsch diese völlig überraschende
Symmetrie von Mikroorganismen. Es sieht so aus, als würden sich zwei
gegenläufige Wirbel eindrehen. Die gelblichen Punkte auf den Fotos
sind mikrobiologische Kolonien. Das bakteriendichte Membranfilter
hat eine Gittereinteilung, um die Zählung zu erleichtern. Der rote
Hintergrund zeigt, daß Dr. Felsch hier ein Columbiaagar verwendet hat,
der Schafblut enthält. Dies deshalb, um möglichst alle in der
Flüssigkeit enthaltenen Keime zu vermehren.

Im Vergleich zur nebenstehenden Aufnahme zeigt dieses Membranfilter eine Verteilung der Bakterienkolonien, wie sie üblicherweise bei bakteriologischen Untersuchungen auftritt. Es ist keinerlei Symmetrie zu erkennen. Die Kolonien sind völlig zufällig auf der Filterfläche verteilt.

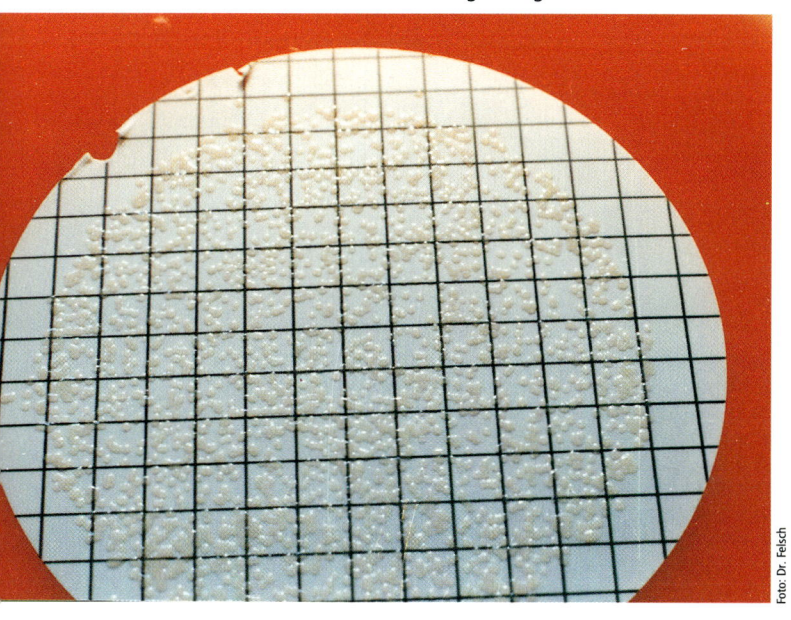

Foto: Dr. Felsch

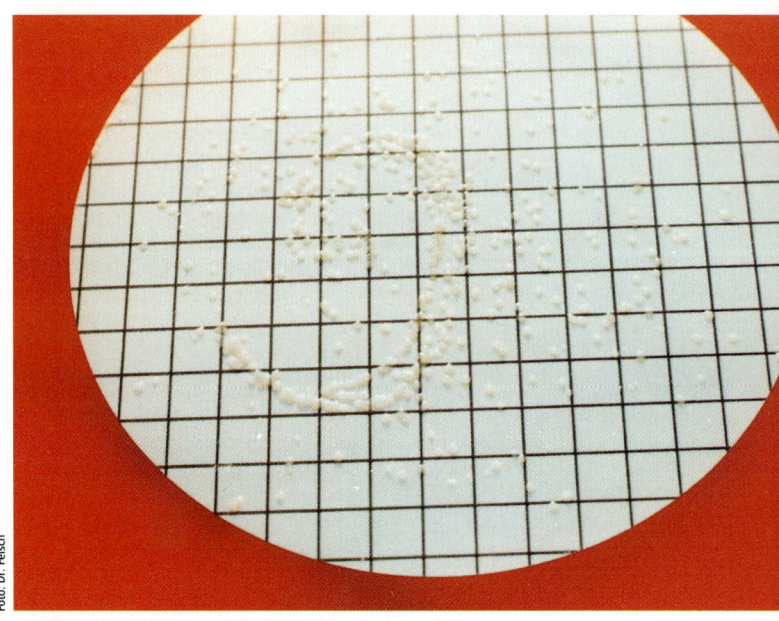

Beim Versuch, das auf Foto Nr. 1 (Seite 106) erhaltene Ergebnis
zu wiederholen, erhielt Dr. Felsch diese Darstellung. Darauf
ist in der Mitte der Ansatz eines Rotors zu erkennen, es fehlt
aber der zweite Rotor. Außerhalb dieses geordneten Bereiches
sind die Mikroorganismen zufällig verteilt. Wegen dieser
unvollständigen Reproduzierbarkeit wandte sich Dr. Felsch dem
Phänomen der Pin-Point-Bildung zu und erhielt dort die
wissenschaftlich geforderte Wiederholbarkeit der Resultate.

Bei der bakteriologischen Untersuchung belebter Trinkwässer stellt Dr. Felsch immer wieder, und zwar reproduzierbar fest, daß sich neben den sogenannten Mutterkolonien (das ist diese große Kolonie im oberen Bildteil) unendlich viele Kleinkolonien bilden (Pin Points nach dem englischen Ausdruck für Stecknadelköpfe). Dieses Foto zeigt das Größenverhältnis zwischen Mutterkolonien und Pin Points.

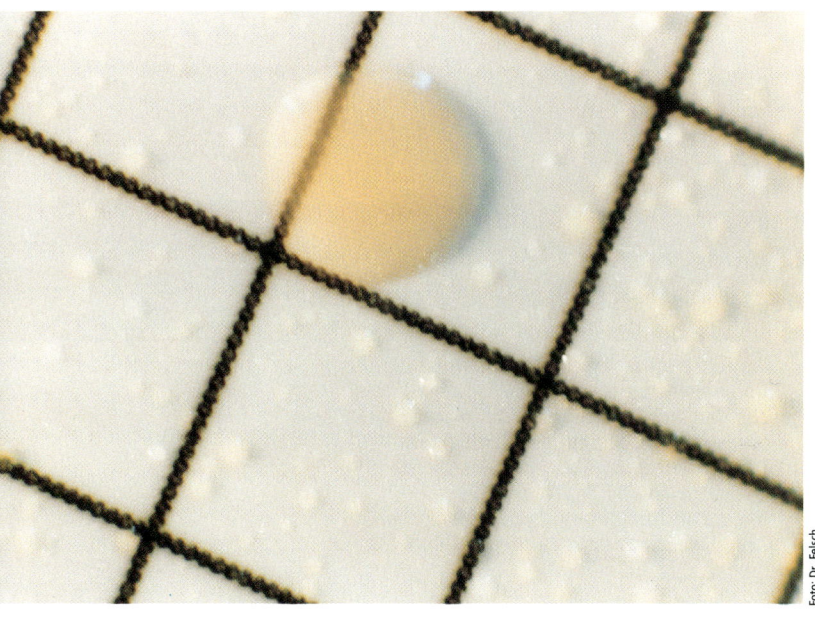

Foto: Dr. Felsch

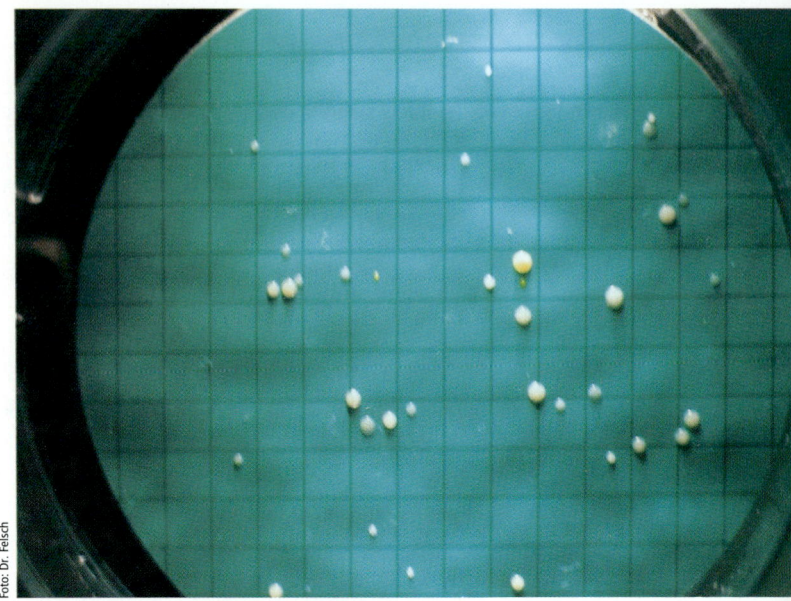

Das Foto zeigt das Ergebnis einer bakteriologischen Trinkwasseruntersuchung von unbelebtem Wasser. Zu sehen sind 22 koloniebildende Einheiten, meist opaque gefärbt, eine davon gelblich. Dieses Trinkwasser hat also eine gute bakteriologische Qualität, denn die Richtzahl nach dem österreichischen Lebensmittelbuch beträgt bei 22° C Bebrütungstemperatur 100 KBE/ml.

Nach Einbau einer Wasserbelebungsanlage wurde nach 3 Wochen das nebenan dargestellte Wasser nochmals bakteriologisch untersucht und nach 48 Stunden Bebrütungszeit bei 22 °C dieses Musterbeispiel für eine Pin-Point-Bildung erhalten. Zu sehen sind winzigste Kolonien in nahezu unzählbarer Menge, die in einem Milliliter enthalten sind.

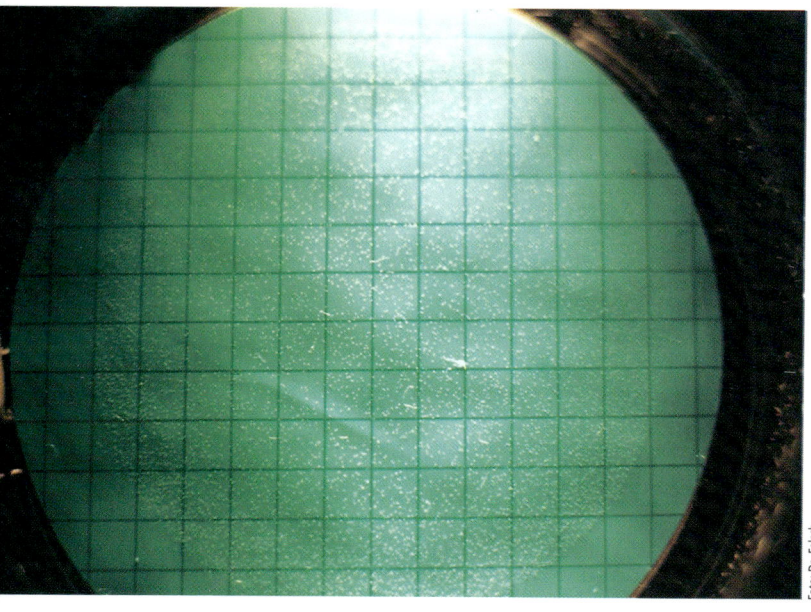

Foto: Dr. Felsch

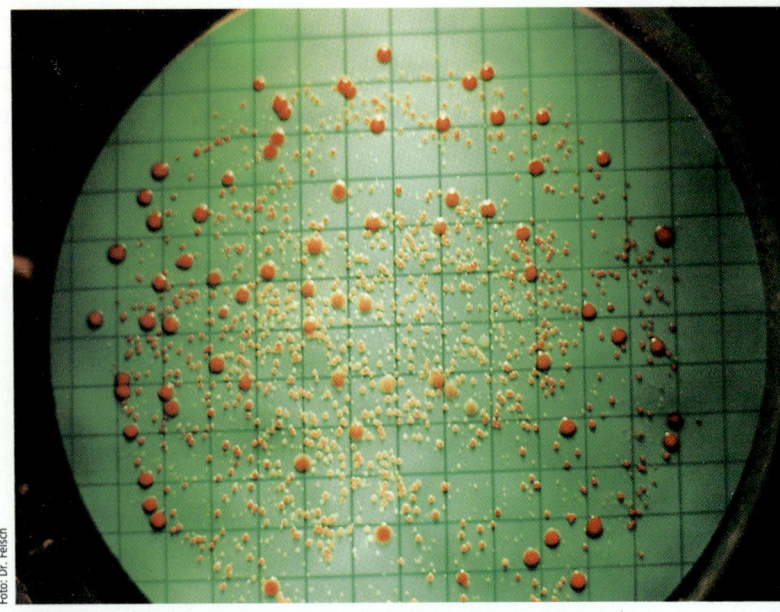

Die Bildung von Pin Points ist kein Vermehrungsphänomen, sondern diese entstehen offenbar durch Zerschlagung der Mutterkolonien. Dieses Bild verdeutlicht das Gesagte: Die rötlich eingefärbten Kolonien sind solche Mutterkolonien, die winzig kleinen sind Pin Points. Die Bildung von Pin Points ist bei Oberflächenwässern seit vielen Jahrzehnten bekannt. Dieser Effekt tritt auf, wenn Wasser mit UV-Strahlen teilentkeimt wird oder beim Übergang von der aeroben in die anaerobe Phase und auch bei der Beschallung mit Ultraschall. Bei reinsten Trinkwässern ist die Nachverkeimungsmöglichkeit deutlich geringer. Da der assimilierbare organische Kohlenstoff im Grander-Wasser noch tiefer liegt als im Quellwasser, aus dem es hergestellt wird, hält Dr. Felsch die gegenständliche Pin-Point-Bildung für keine Nachverkeimung, sondern für eine Aufspaltung großer Bakteriencluster (Mutterkolonien) mit schlechter Überlebenseigenschaft.

Dieses Gutachten, immerhin ausgestellt von einer offiziellen Stelle eines der größten Staaten der Welt, hat Johann Grander bzw. seiner Vertriebsorganisation zweifellos späte Genugtuung für die Nichtdurchsetzung des Eco-Kat im deutschen Sprachraum gegeben. Recht sympathisch wirkt daher ein UVO-internes Schreiben, das den Umgang mit diesem Gutachten für Mitarbeiter bestimmen soll. Dort heißt es u.a.: „Kraftstoffeinsparungen im Bereich von ca. 5% sind statistisch gesehen nur wenig signifikant. Deshalb verwenden wir diese Aussage nicht, um vor einer generellen Treibstoffeinsparung zu sprechen. Die Installation des Universalbelebers sollte nicht in erster Linie wegen einer Kraftstoffeinsparung erfolgen, sondern wegen der deutlich verbesserten Abgaswerte."

Die überaus vorsichtige und defensive Haltung der Vertriebsorganisation scheint von der bescheidenen Grundeinstellung Johann Granders beeinflußt, der immer wieder meint, daß dann, wenn die Zeit dafür reif ist, Erfindungen und Erkenntnisse nicht aufzuhalten sind.

Einer der ersten, der sich in Europa mit der Wirkung der Wasserbelebung im technischen Bereich beschäftigt hat, ist der Geschäftsführer der Prolab GesmbH in Stuttgart, Beilstein, Buchenstraße 1, Dipl. Ing. Franz Geisberger. Bekanntlich haben Fotolabors einen hohen Aufwand an Chemikalien. Dipl. Ing. Franz Geisbergers Erfahrungen nach Einbau eines Wasserbelebungsgerätes: „Unsere Entwicklungsmaschine für Farbfotopapiere hatte durch hohe Temperaturen ein vermehrtes Schmieralgenwachstum und eine vermehrte Ablagerung von im Wasser gelösten Mineralien zu verzeichnen. Die Maschine mußte bis zu zweimal täglich gereinigt werden, damit das Papier nicht verschmutzte oder hängenblieb. Wir haben ein Wasserbelebungsgerät einbauen lassen, ohne etwas zu sagen, und nach ca. zehn Wochen den Abteilungsleiter gefragt, ob seine Mitarbeiter etwas gemerkt hätten. Er sagte, daß sie die Maschine nur mehr einmal wöchentlich reinigen mußten. Bei der Entwicklung von Hochglanzbildern waren früher dünne ‚Telefondrähte' erkennbar, wenn man das Bild von der Seite anschaute. Das deutete auf eine Verschmutzung der

Maschine hin. Heute haben wir das Problem gelöst. Mindestens 200 Reinigungsstunden pro Woche haben wir eingespart. Auf den entwickelten Hochglanzfotos sind keine Kratzer mehr sichtbar, und es bleiben auch keine Fotos mehr hängen. Durch die Abstellung der Ionentauscherentkalkungsanlage ersparen wir uns hunderte Kilo Ionentauschersalze und hunderte Liter Dosierflüssigkeit."

Nach diesen Erfolgen hat sich Dipl. Ing. Geisberger entschlossen, seine Energien dafür aufzuwenden, daß sich die Grander-Technologie auch in Deutschland durchsetzt. Bei einem ausführlichen Gespräch meint Geisberger auch, es gebe im Frühjahr und im Herbst je eine Phase, in der er glaube ein vorübergehendes Nachlassen der Wirkung feststellen zu können. Er führt dies auf Schwankungen im Erdmagnetismus zurück. Dies sei der Vollständigkeit halber erwähnt.

Besonders fasziniert ist Geisberger allerdings von der Wirkung im (privaten) Schwimmbad: „Vor ca. eineinhalb Jahren haben wir eine Ionentauscher-Entkalkungsanlage eingebaut. Aufgrund einer sehr hohen Wasserhärte hatten wir starke Kalkablagerungen an den Beckenrändern unseres Schwimmbades. Ein weiteres Problem war ein permanenter Kohlensäureausfall, und um das Wasser aus dem hohen Alkalibereich herunterzuholen, mußten wir pH-minus zusetzen. Außerdem zur Desinfizierung Chlor. Durch diese beiden Zusätze kam es zu einem Wechselspiel zwischen Säure und Lauge und zu einer hohen Aufsalzung des Wassers, was wiederum Hautausschläge und -rötungen hervorrief. Daraufhin entschlossen wir uns, die Wasserbelebung einzubauen. Ein eigenartiges Phänomen war, daß sich unmittelbar danach die Kalk- und Chlorränder von der Folie lösten. Die härtebildenden Mineralien blieben in Lösung und legten sich nirgends an, selbst im hochgeheizten Whirlpool konnte man den Mineralienrand wegwischen. Das Wesentlichste aber ist die Belebung des Wassers, der Spinmagnetismus ist sehr stark rechtsdrehend, die Polarisierung der Drehachsen Nord-Süd wirkt sehr stark vitalisierend auf Menschen und Pflanzen. Selbst Menschen mit Rheuma- und Gelenkserkrankungen fühlen eine spürbare Besserung durch das belebte

Wasser. Nur fünf Minuten im Wasser, und man fühlt sich wie neugeboren.

Ich habe zwei Schnapsgläser Heizwasserkonzentrat in den Pool gegossen, und am nächsten Morgen ging ich in den Heizungskeller und konnte feststellen, daß sich der Heizbrenner ausgeschaltet hatte. Wir hatten vorher große Probleme und mußten den Heizbrenner 24 Stunden durchgehend laufen lassen, weil wir zusätzlich das Schwimmbad heizten. Der Wärmeaustauscher im Schwimmbad muß die Information in den Heizwasserkreislauf durch Schwingungsaustausch übertragen haben. Ich hab' das vermutet, weil ich mich bei Hans Grander vorher informiert hatte. Ich stellte weiters fest, daß das Wasser um zwei Grad wärmer war als zuvor, und benötige auch ca. 30 % weniger zugeführte Heizenergie. Das Wasser ist angenehm warm, man spürt eine innere Wärme, das ist ein riesengroßer Effekt, nicht nur die Reduzierung von Chemie. Man kann ja auf die Zugabe von Desinfektionsmitteln im Schwimmbad nicht ganz verzichten, doch im Gegensatz zu früher riecht das Wasser nicht nach Chlor, und man bekommt auch keine geröteten Bindehäute mehr. Die Mikrobiologie stimmt, und das Wasser nimmt sich selbst grad soviel Desinfektionsmittel, wie es braucht. Ich konnte auch mit dem pH-minus herunterfahren, denn das belebte Wasser hält die Kohlensäure, und der natürliche Säureschutzmantel bleibt erhalten."

Berichte über die Einsparung von Chlor und anderen Chemikalien in Schwimmbädern gibt es Hunderte. Ein wissenschaftlich angelegter Großversuch über diese vielseits behauptete Chemieeinsparung im Schwimmbadbereich durch belebtes Wasser müßte eigentlich recht einfach durchzuführen sein. Und wenn ihn nur die Chemikalienhersteller durchführen, um den Gegenbeweis anzutreten. Willkommen ist jede Auseinandersetzung.

Nicht minder interessant wären Messungen über geänderten beziehungsweise verminderten Energieaufwand zum Erwärmen von Wasser. Auch eine Behauptung, die immer wieder in den Erfahrungsberichten vorkommt, die aber ebenfalls noch nie in einem abgesicherten Breitentest nachvollzogen wurde.

Die im ersten Kapitel geschilderten Ergebnisse der Wasserbelebung bei der Firma Napoli-Casali stehen nicht allein da.
Mehrere große österreichische Firmen, auch die Niederlassung
eines großen internationalen Automobilherstellers sowie eine
große Brauerei testen die Anwendung industrieller Wasserbeleber. Die Eternit-Werke bestätigen, daß nach Einbau eines
Wasserbelebungsgerätes die Kalkablagerungen im Wärme-
tauscher der Heizungsanlage so gut wie nicht mehr vorhanden
sind. Teilweise stehen die endgültigen Ergebnisse noch aus
beziehungsweise ist es schwierig, sie exakt zu quantifizieren. In
allen Fällen ist man von einer Wirkung überzeugt. Als Beispiel sei
eine technische Untersuchung des anerkannten Werkstoffprüfers
Dipl. Ing. Wolfgang Allertshammer angeführt, der das Rohr-
leitungssystem der Firma HTM Tyrolia GesmbH in Schwechat bei
Wien, Tyroliaplatz 1, eines im Drei-Schicht-Betrieb arbeitenden,
technisch international renommierten Sportartikelherstellers,
untersucht hat. Das exakt dokumentierte Ergebnis ist in einem
zwölfseitigen Gutachten zusammengefaßt.

Die Untersuchung betraf den Kühlwasserkreislauf zur Kühlung
von Kunststoffspritzmaschinen. Der Grund: Der Kreislauf war
bereits neun Monate nach der Neuinstallation, bedingt durch
Korrosion, undicht geworden und mußte vollständig erneuert
werden. Dipl. Ing. Allertshammer, allgemein beeideter gerichtlicher Sachverständiger, stellte als Schadensursache eine „mikrobiologisch induzierte Korrosion der Rohrleitung" fest. Das Gutachten wird im folgenden trotz seiner Länge möglichst ausführlich
wiedergegeben, um die Nachvollziehbarkeit zu gewährleisten und
um die Bedeutung dieser Arbeit zu dokumentieren. Immerhin
bestätigt darin ein anerkannter Fachmann die Wirkung der
Wasserbelebung. Glücklicherweise ist das Gutachten so abgefaßt,
daß es auch technischen Laien verständlich ist.

„Die Kunststoffmaschinen des Auftraggebers wurden über einen
langen Zeitraum mit dem örtlich vorhandenen Brunnenwasser im
Durchlauf gekühlt. Zur Kapazitätssteigerung wurde 1992 durch die
Firma Ing. Liebl GesmbH ein teilweise offenes Kreislaufsystem
installiert, wobei die Kühlung durch einen Sekundärkreislauf mit

Kühltürmen erfolgte. Die Kühlleistung der Kühltürme wurde so konzipiert, daß die Anlage bis 21 Grad Celsius Außentemperatur als geschlossener Kreislauf gefahren werden kann. Über dieser Außentemperatur wird zur zusätzlichen Kühlung frisches Brunnenwasser in den Kreislauf eingespeist und im entsprechenden Ausmaß auf der Gegenseite erwärmtes Kreislaufwasser abgeschlämmt. In diesem Betriebszustand liegt daher eine Kombination aus Durchlaufkühlung und offenem Kreislaufsystem vor.

Mitte 1993, nach etwa neunmonatigem Betrieb, mußte festgestellt werden, daß sich korrosionsbedingt Löcher an mehreren Stellen des Kreislaufsystems gebildet haben. Nach Begutachtung durch den TÜV Wien und die Schweißtechnische Zentralanstalt Wien wurde das Kreislaufsystem von der Firma Ing. Heinz Liebl GesmbH im August 1993 neu hergestellt. Als Schadensursache war zunächst eine mangelhafte Ausführung der Rohrschweißnähte angenommen worden. Im Oktober 1993 wurde der Gefertigte als Gerichtssachverständiger im Zuge einer gerichtlichen Beweissicherung beigezogen.

Vom Unterfertigten wurde mikrobiologisch induzierte Korrosion als Schadensursache festgestellt. Aufgrund der längeren Verweildauer und der höheren Wassertemperatur im Kreislauf ist die Verkeimung des Systems ermöglicht worden. Eine sofort vorgenommene mikrobiologische Wasseranalyse hat den Befund bestätigt. Aufgrund der Ergebnisse wurde vom Unterfertigten eine sofortige Behandlung des Kreislaufwassers mit einem Mikrobiozid vorgeschlagen und Anfang November 1993 auch durchgeführt.

Üblicherweise wird die Verkeimung von Kreisläufen durch chemische Konditionierung und Zudosierung von Mikrobiozid verhindert. Diese Vorgangsweise ist jedoch nur bei reinen Kreislaufsystemen möglich, da die Konditionierung eines Durchlaufsystemes aufgrund der hohen Kosten und der dauernden Abwasserbelastung nicht durchführbar ist. Aufgrund dieser Erkenntnisse wäre eine Umkonstruktion der Anlage in ein reines Kreislaufsystem erforderlich gewesen. Die Vorteile der Konzeption wären jedoch dabei verlorengegangen. Auf Vorschlag von Ing. Heinz Liebl wurde in den Kreislauf eine sogenannte ‚Wasserbelebung' eingebaut, nachdem bei einer Besichtigung der Firma Manner-Napoli AG eine Funktion dieses Systems nachgewiesen werden konnte. Darauf erfolgte der Einbau einer solchen Anlage in das Kreislaufsystem des Auftraggebers 1993. Nach Auskunft der Chemikalienlieferanten war zu diesem Zeitpunkt kein Mikrobiozidgehalt im Wasser mehr nachzuweisen, da zwischenzeitlich mehrfach im Durchlaufsystem gefahren worden ist.

Der Unterfertigte war bereits von der Firma Ing. Liebl GesmbH mit der Überwachung der Sanierungsmaßnahmen beauftragt worden. Zu diesem Zeitpunkt wurde ein jederzeit entnehmbares Rohrstück in den Kreislauf eingebaut, an dem der Korrosionszustand der Rohrleitung ständig überwacht werden konnte. Weiters wurden laufend Wasserproben zur Analyse entnommen. Eine Wirkung der Wasserbelebung war offensichtlich vorhanden, doch ein geringer mikrobiologischer Befall durch Fäulnisbakterien war nach wie vor gegeben.

In den Sommermonaten mußte die Anlage überwiegend in teilweisem Durchlaufsystem gefahren werden. Dabei gelangte ständig sauerstoffgesättigtes Frischwasser in den Kreislauf, was eine Erhöhung der Korrosionsgeschwindigkeit zur Folge haben kann. Es wurde daher vorgeschlagen, ein mittlerweile neu entwickeltes stärkeres Wasserbelebungsgerät einzubauen. Auf Vorschlag des Unterfertigten wurden beim Einbau dieses neuartigen Gerätes (,Wasserkonditionierung' = Bezeichnung für die Wasserbelebungsgeräte im Großindustrieeinsatz, Anm. d. Verf.) Anfang Juli 1994 in den Kreislauf die bis dahin an dieser Stelle eingebaute Wasserbelebung in die Brunnen-Speisewasserleitung eingebaut.

Am 12.7.1994 erfolgte die Besichtigung einer Leckage, die am Ende des Rohrleitungsstranges aufgetreten war. Dabei wurde ein relativ ähnliches Schadensbild wie an der ersten Rohrleitung beobachtet. Es konnte festgestellt werden, daß die betroffenen Rohrleitungen geringeren Durchmessers zur Erweiterung der bestehenden Anlage etwa zweieinhalb Monate vor der Erneuerung des ersten Kreislaufsystems eingebaut worden waren. Aufgrund dieser kurzen Lebensdauer wurden diese Rohre bei der

Neuerrichtung des zweiten, baugleichen Kreislaufsystems nicht ausgewechselt. Der Schaden an diesen Rohren ist daher exakt dem Korrosionsschaden des ersten Kreislaufsystems zuzurechnen.

Aufgrund der Sommerpause konnte am 23.7.1994 ein Flanschanschluß in eine Hauptleitung DN 76 des Kreislaufes eingebaut werden. Durch das Paßstück mit Kugelhahn sollte eine laufende Messung des freien Korrosionspotentials in der angrenzenden Rohrleitung ermöglicht werden.

...Die mikrobiologische Analyse bestätigt eine totale Verkeimung des Kreislaufwassers. Mittels genormter Keimbebrütungsversuche konnten eine Gesamtkeimzahl, sporogene Keime, Fäulnisbakterien, sulfatreduzierte Keime, sulfitreduzierte Keime und sulfitreduzierende Sporenbildner, sogenannte Clostridien, nachgewiesen werden. Vor allem von den drei letztgenannten Keimarten ist eine Beeinflussung des Korrosionsverhaltens von Werkstoffen bekannt. Zusätzlich zum mikrobiologischen Befund ist jedoch auch der chemische Befund heranzuziehen: Das Wasser besitzt eine hohe Leitfähigkeit und ist daher ein guter Elektrolyt. Der pH-Wert ist mit 7,5 für ein Kreislaufwasser etwas zu niedrig, vor allem wenn man einen Chloridgehalt von 56 mg/l und einen Sulfatgehalt von 76 mg/l berücksichtigt. Die am ersten Kreislauf aufgetretenen Schäden sind aufgrund dieser Daten für einen Fachmann daher verständlich.

Mit Einbau der Wasserbelebung wurde am 13.12.1993 eine weitere Analyse veranlaßt. Aufgrund der einmaligen Zugabe eines Mikrobiozids Anfang November 1993 sind sulfatreduzierende Keime, sulfitreduzierende Keime und sulfitreduzierende Sporenbildner nicht mehr nachzuweisen. Auffällig ist jedoch, daß mit 170 mg/l ein gegenüber der letzten Analyse deutlich erhöhter Sulfatwert nachzuweisen ist. Nach Analysen des Chemikalienlieferanten ist zu diesem Zeitpunkt kein Mikrobiozid im Kreislaufwasser mehr nachweisbar.

Am 2.3.1994 wird bei einer Befundung auch eine Wasserprobe entnommen, um die Wirkung der Wasserbelebungsanlage zu kontrollieren. Neben einer Probe des Kreislaufwassers wird auch eine Probe des leicht abkratzbaren Belags an der Innenwand des Korrosionsmeßstückes entnommen. Zu diesem Zweck werden die gelockerten Belagsteile mit etwas Kreislaufwasser ausgespült und gesammelt. In der mikrobiologischen Untersuchung sind sowohl sulfatreduzierende, sulfitreduzierende Keime und sulfitreduzierende Sporenbildner bei beiden Proben negativ. Die Gesamtkeimzahl ist hingegen gegenüber der letzten Analyse von 200 KBE/ml auf 500 KBE/ml bei Probe 1 und 800 KBE/ml bei Probe 2 gestiegen. Durch einen Kaliumpermanganatverbrauch von 340 mg/l bei der chemischen Analyse der dem Randbelag entnommenen Probe 2 ist erkenntlich, daß hier eine starke Ablagerung organischer Partikel stattgefunden hat. Die höhere Keimbildung in der Belagsprobe ist auf die natürliche, stärkere mikrobiologische Besiedlung von Oberflächen zurückzuführen. Ein Vergleich der chemischen Analysen beider Proben zeigt, daß der pH-Wert mit 7,4 und 7,3 relativ gleich ist. Auch der Gehalt an Chloriden ist mit 38 und 35 ppm in den Proben 1 und 2 etwa gleich. Der Sulfatgehalt ist mit 182 und 183 mg/l in beiden Proben gleich, jedoch unverändert hoch. An der Belagsprobe 2 kann mit 0,72 mg/l ein relativ hoher Ammoniumwert nachgewiesen werden, der auf Fäulnisprozesse an der Rohrwand hinweist.

Ein weitere Kontrolle der Verkeimung erfolgte am 1.6.1994. Bei der mikrobiologischen Analyse wird eine weitere Erhöhung der Gesamtkeimzahl auf > 10.000 KBE/ml ermittelt. Auch die sporogenen Keime sind auf > 1000 KBE/ml angestiegen. Der Zeitpunkt dieser Analyse fällt etwa mit dem Einbau der stärkeren ‚Wasserbelebung' zusammen.

Die letzte Probenentnahme erfolgte am 21.10.1994. Die chemischen Wasserwerte sind unverändert. Bei dieser Analyse sind erstmals auch keine Fäulnisbakterien mehr nachzuweisen. Die Gesamtkeimzahl ist gegenüber der letzten Analyse von über 10.000 auf etwa 1000 KBE/ml gesunken."

Es folgen drei weitere Befundaufnahmen durch Dipl.-Ing. Allertshammer. Und zwar am 2.3.1994, am 30.5.1994 und am 23.7.1994.

Am 2.3.1994 stellt er fest: „Die Befundaufnahme dient der

Wasser- und Belagsprobenentnahme. Nach dem Ausbau kann das Korrosionsmeßstück innenseitig begutachtet werden. Nach Auskunft von Herrn Ing. Liebl waren an diesem Rohr beim Einbau der Korrosionsmeßstücke festhaftende, voluminöse Kalk-Rostbeläge vorhanden (siehe Foto). Zusätzlich waren auch einige Pusteln festzustellen. Beim jetzigen Ausbau ist deutlich zu erkennen, daß die voluminösen Beläge bereits etwa zu 50 % abgefallen sind."

Dieses Ergebnis, also die 50%ige Reduzierung der Kalk-Rostbeläge, kann durchaus als Sensation gewertet werden. (Vergleiche auch die Forschungen von Dipl.-Ing. Dr. Horst Felsch, siehe Kapitel 9.)

Weiters im Gutachten: „Im Zuge der weiteren Probenentnahme fällt auf, daß sich alle anhaftenden Beläge leicht mit einem Kunststoffspatel abkratzen lassen. Dies gilt sowohl für die alten, ursprünglich am Rohr vorhandenen Beläge als auch für die in den Anschlußstutzen neugebildeten Beläge. An den neu angeschweißten Rohrstutzen ist nach Reinigung örtlich eine metallischmatt erscheinende Oberfläche zu erkennen. Daneben sind ebenfalls relativ dünne, dunkelbraune bis schwarze Beläge vorhanden. Die oberflächlichen, leicht abgehenden Beläge haben hingegen eine rostbraune Farbe. Beim Abkratzen haben sie eine lehmige, sandartige Konsistenz.

Als nächstes wird die zugehörige Bypass-Strecke geöffnet. Hier wurde ein neuwertiges Rohr eingebaut, das mit Kreislaufwasser gefüllt unter Druck gestanden hat, aber selten vom Kreislaufwasser durchflossen worden ist. Die innere Oberfläche ist mit einer dünnen, matten Kalkrostschicht bedeckt. Örtlich ist zu beobachten, daß diese Schicht schuppig aufgebrochen ist und sich von selbst abgelöst hat. Darunter sind dünne, mattschwarze Beläge zu beobachten. Die vorhandenen Beläge lassen sich wieder einfach durch Abkratzen mit einem Kunststoffspatel entfernen. Nach teilweiser Reinigung der Oberflächen erscheint eine glatte, dunkelgraue Oberfläche ohne jegliche Korrosionserscheinungen. Örtlich sind auch metallisch-blank erscheinende Oberflächen vorhanden. Es wurde bewußt nicht die gesamte Oberfläche abgekratzt, um den offensichtlich vorhandenen Biofilm zumindest teilweise zu erhalten."

Zusammengefaßt kann man sagen: Der Zustand der Innenseiten der Rohre hat sich wesentlich verbessert. Diese Beobachtung konnte auch bei der zweiten Befundaufnahme am 30.5.1994 neuerlich festgestellt werden.

Bei der Befundaufnahme am 23. 7.1994 wurden Rohrteile entnommen, die in der Folge exakt analysiert wurden. Nach einer sorgfältigen technischen Überprüfung der Rohrteile kommt Dipl.-Ing. Allertshammer zu folgendem Ergebnis: „Die Untersuchungsergebnisse zeigen, daß die von der ‚Wasserbelebung' (Industrieausführung) erwartete Verhinderung einer mikrobiologisch induzierten Korrosion (von Bakterien bewirkter Rostvorgang, Anm. d.V.) voll erfüllt worden ist."

Das heißt, ohne Zugabe von Chemikalien, nur durch den Einbau der Grander-Technologie, konnte der Vorgang des Verrostens der Rohre von innen gestoppt werden. Noch einmal sei erwähnt: ohne Zugabe von Chemikalien. Die Bewertung dieses Ergebnisses überrascht selbst den kühlen Techniker. Er schreibt: „Trotz niedrigem pH-Wert, hohem Sulfat- und Chloridanteil und ständiger Zuführung von sauerstoffgesättigtem Wasser sind keine nennenswerten Korrosionserscheinungen zu beobachten. Dieses Ergebnis ist nach dem klassischen Stand der Korrosionsforschung als verblüffend anzusehen."

Also: Trotz optimaler Bedingung für Rost ist die Rostbildung durch den Einbau der Grander-Technologie zurückgegangen. Das entspricht nach Allertshammer nicht dem „klassischen Stand der Korrosionsforschung".

Für Spezialisten sei noch eine kurze Begründung wiedergegeben.

Allertshammer: „Das Ergebnis ist insbesondere deswegen von besonderem Interesse, da ‚Wasserbelebung' und ‚Wasserkonditionierung' nicht vom Beginn der Installierung der zweiten Rohrleitung an eingebaut waren. Mit der gegenständlichen Methode mußte daher versucht werden, eine bereits etwa drei Monate vorgeschädigte Rohrleitung zu sanieren. Dies ist deswegen beachtlich, weil die vorhergehende Schädigung durch selektiv auftretende Muldenkorrosion entstanden ist. Gegen diese Korrosionsform gibt es jedoch im klassischen Sinne keinen chemischen Inhibitor, da dieser die anodischen Bereiche von Korrosionszellen üblicherweise nicht erreichen kann. Mit den durchgeführten Potentialmessungen konnte hingegen nachgewiesen werden, daß auch im Bereich bereits ausgebildeter Korrosionspusteln das Korrosionspotential auf den Wert der Umgebung abgefallen ist."

Auf gut deutsch: Die Wirkung erstreckt sich sogar auf bereits vorgeschädigte Stellen. Zum Abschluß empfiehlt Dipl.Ing. Allertshammer: „Der Kühlkreislauf kann daher in diesem Zustand weiterbetrieben werden. Da es sich jedoch um eine absolut neue Technologie handelt, ist zu empfehlen, weiterhin zumindest einmal pro Jahr eine mikrobiologische Wasseranalyse anzufertigen und etwa zweimal pro Jahr die Paßstücke visuell auf Korrosionserscheinungen zu kontrollieren."

Dieses Gutachten bzw. seine „verblüffenden" Ergebnisse könnten Ausgangspunkt für einen grundlegenden Nachdenkprozeß der Wissenschaft sein.

Eine ähnliche Erfahrung liefert das Krankenhaus St. Josef in Braunau am Inn. Die technische Betriebsleitung teilt mit: „Seit November 1993 sind in unserer Trinkwasserversorgung 2 Stück Wasserbelebungsgeräte, Nennweite 2 Zoll, im Einsatz. Da in unserem Krankenhaus ein weitverzweigtes Rohrleitungsnetz vorliegt, sind Stillstandsverkeimungen zu erwarten. Eine Trinkwasserchlorierung mit lebensmittelechtem Chlorprodukt wurde als Prophylaxe angewendet. In zwei Mittelstrecken wurde vor A-Kohlefilterung und nach A-Kohlefilterung chloriert. Diese Chlorierung hatte jedoch eine geschmackliche Veränderung des Trinkwassers ergeben.

Mit dem Einsatz der Wasserbelebung war eine chlorfreie Wasserversorgung möglich. Dies stellt eine qualitative Verbesserung des Trinkwassers dar. Aufgrund der Chemikalieneinsparung ist die Amortisation der Wasserbelebung in kurzer Betriebszeit möglich."

Schritt für Schritt gibt das Wasser seine Geheimnisse preis. Mit viel Geduld kommt man der Lösung des Wasserrätsels wieder ein kleines Stück näher. Das Wasser, wenn es im Vollbesitz seiner Kraft ist, ist offensichtlich ein bedeutendes Schutzmittel gegen den Angriff von Bakterien, zumindest auf Metall, vielleicht auch in anderen Bereichen. Die Beobachtungen der Techniker stehen allerdings erst ganz am Anfang. Noch viel weniger weit sind die Erforschungen der Quervergleiche. Eine wichtige Frage wird sein: Wann und unter welchen Bedingungen kann belebtes Wasser die Mikrobiologie verändern? Funktioniert diese Technik immer und, wenn ja, in welchem Umfang? Kann man ganze Seen wiederbeleben? Werden auch Bakterien im menschlichen und tierischen Körper bekämpft, wenn ja, unter welchen Bedingungen und mit welchen Folgewirkungen?

Jede gelöste Frage wird zehn neue Fragen aufwerfen. Dem Forschungsdrang sind keine Grenzen gesetzt.

KAPITEL 7

Güllebelebung

Eines der größten Probleme, mit denen wir gegenwärtig zu kämpfen haben und vor allem in der Zukunft zu kämpfen haben werden, ist die Erhaltung der Fruchtbarkeit unserer Böden. Der massive Einsatz von Kunstdünger führt zu einer ständigen Verschlechterung der Substanz.

Der übermäßige Nitrateinsatz verschlechtert das Grundwasser, die Pflanzen sind oft nicht mehr in der Lage, wertvolle Nährstoffe aufzunehmen. Es kommt zu einer Verarmung des Bodens an Klein- und Kleinstlebewesen, also jener Abermilliarden an wertvollsten Helfern im organischen Prozeß des Wachsens und Werdens. Gülle, also die Stoffwechselprodukte der Nutztiere, war einmal der ausschließliche Dünger für unsere Felder. Der Umgang mit Gülle ist die Kunst des Bauern. Wird sie zum falschen Zeitpunkt ausgebracht, kann sie die Wiesen und Äcker „verbrennen". Daher trachten die Bauern, sie unmittelbar vor dem Regen auf die Felder zu bringen, damit sie, mit Wasser verbunden, ihre Nährstoffe in den Boden einbringen kann.

Aber Gülle ist nicht gleich Gülle, ihre Beschaffenheit und Qualität hängt sowohl von ihrer Behandlung als auch von ihren „Produktionsbedingungen" ab. Ein geschwächter Boden ist allerdings nur begrenzt aufnahmefähig, und viele wertvolle Nährstoffe werden „durchgeschwemmt" in das Grundwasser. Nur jene Länder werden in Zukunft in bleibendem Wohlstand leben, die gesunden Grund und Boden haben und in der Lage sind, diesen zu pflegen und zu bewahren. Und die Gesundung unserer Böden wird zu einer der größten Herausforderungen des nächsten Jahrhunderts werden.

Das Problem ist dadurch entstanden, daß der Mensch wieder einmal versucht hat, die Natur zu überlisten, ihr auf kleinster Fläche möglichst große Erträge abzunötigen und möglichst billige Nahrungsmittel herzustellen. In unserem Wirtschaftssystem kommt der Industrie weit höhere Wertstellung und Wertschätzung zu als der Nahrungsmittelproduktion. Entsprechend hat die Industrie auch ihr Interesse durchgesetzt, daß die Preise von Lebensmitteln künstlich niedrig gehalten werden, um möglichst viel an Kaufkraft für die Produkte der Industrie übrigzulassen. Beim Auto- oder Möbelkauf werden gedanklich ganz andere Kriterien angewendet als beim Lebensmittelkauf, da wird nicht in erster Linie nach dem Preis gefragt, dafür hat die Werbung in jahrelanger Gehirnwäsche gesorgt. Wenn nicht endlich wieder nach den Inhalten der Lebensmittel, nach den Bedingungen der Produktion und nach dem Wert der bäuerlichen Arbeit gefragt wird, sieht es schlecht aus um unsere Zukunft und um die Gesundheit und die Lebensbedingungen unserer Kinder und Enkelkinder.

Johann Grander betont, daß sein Güllebeleber kein „genereller Problemlöser" für die Landwirtschaft sei. Trotzdem soll der Güllebeleber den „gesamten landwirtschaftlichen Ablauf wieder zugunsten der Natur ändern, um mittelfristig den Kreislauf wieder zu schließen." Allerdings, so Grander, „die Gülle- und die Wasserbelebung sind Hilfsmittel, die diesen Weg sehr stark unterstützen können, wobei sie als reine Naturprodukte eben nur im Einklang mit der Natur wirksam werden." Entscheidend ist, daß bereits die Tiere, von denen die Gülle stammt, möglichst wenig Chemikalien und Medikamente zu sich nehmen und daß die Futterqualität stimmt.

Zu welch ekelerregenden Dimensionen in der „Fleischproduktion" sich der Mensch bereits durchgerungen hat, zeigt die Tatsache, daß es zum Beispiel in der gesamten Europäischen Union gestattet ist, Futtermittel aus der Tierkadaververwertung zu verwenden, und daß man mit diesen pulverisierten Tierkadavern sogar völlig legal Rinder, also pflanzenfressende Widerkäuer, füttern darf. Der Mensch hat wohl vergessen, daß er selbst Endstation in der Nahrungsmittelkette ist...

Doch was ist der Güllebeleber, und wie wirkt er? Der Hauptzweck liegt nach Angaben der Vertreiber in der Aktivierung der im natürlichen Wirtschaftsdünger enthaltenen Mikroorganismen. Der Grundgedanke ist nicht unlogisch. Natürlicher Dünger ist ja im Gegensatz zu künstlichem aus Pflanzen entstanden, die von Tieren gefressen und verdaut wurden. Die Wiederverwendung von Mist ist nur ein Bestandteil eines natürlichen Kreislaufes. Anstatt durch die Zugabe von Stickstoff, Phosphor und Kali soll eine Pflanze durch natürliche, in ihrer unmittelbaren Umgebung vorkommende Nährstoffe aufgebaut werden. Dazu ist es Voraussetzung, daß die Milliarden im Boden befindlicher Mikroorganismen in der Lage sind, diese Nährstoffe herbeizuschaffen bzw. sie für die Pflanze aufzubereiten. Dieser „organische Dünger" ist es, der durch seinen hohen Kohlenstoffanteil die Humusbildung besonders fördert und dadurch auch das Wasserhaltevermögen. So kann aus einem guten Humusboden auch weniger Nitrat ausgewaschen und die Feuchtigkeit kann in ihm besser gespeichert werden.

Um diesen Zustand wieder zu erreichen, ist folgendes zu beachten: Der wichtigste Inhaltsstoff des Tierharns ist der sogenannte Harnstoff. Mikroorganismen setzen diesen Harnstoff wiederum zu Ammoniak und zu Kohlensäure um. Ammoniak ist sehr gut wasserlöslich, die Löslichkeit der Kohlensäure ist dagegen weniger gut. Die Kohlensäure entweicht daher in Form von Gasblasen. Wenn also eine Gülle zu „blubbern" beginnt, so heißt das, daß die mikrobiologische Umsetzung begonnen hat. Und zwar dadurch, daß CO_2-Gas frei wird. Ammoniak wird teilweise von dieser Kohlensäure abgepuffert, so daß die Gülle nicht zu stark alkalisch wird. Funktioniert diese Abpufferung nicht, dann entweicht das Ammoniak in die Atmosphäre. Äußerliches Kennzeichen ist, daß die Gülle zu stinken beginnt und daß die wertvollen Stickstoffe bis zu 30 % verlorengehen.

Der nächste Schritt ist, daß Ammoniak durch „Nitrifizierung" teilweise in Nitrat umgewandelt wird. Dazu ist Sauerstoff notwendig. Die Güllebelebung bewirkt nun, daß diese mikrobiologischen

Abläufe beschleunigt werden und so eine „neutrale" Gülle erhalten wird. Bei einer gut belebten Gülle stellt sich ein Gleichgewicht zwischen Ammoniumstickstoff und Nitratstickstoff ein, woraus ein neutraler pH-Wert resultiert. Damit ist eine optimale Pflanzenverträglichkeit gewährleistet. Das heißt, Nitrat und Ammonium sollen einander (im pH-Wert) die Waage halten. Die Erfahrungen haben gezeigt, daß mit Hilfe der Grander-Technologie sehr viel Ammoniumstickstoff und wenig Nitratstickstoff entsteht. Dadurch ist garantiert, daß es zu einem Minimum an Geruchsbildung und einem Maximum an Pflanzenverträglichkeit kommt.

Für Naturbeobachter gibt es ein relativ einfaches Mittel, zu kontrollieren, ob dieses Gleichgewicht stimmt. Ein Regenwurm verträgt maximal 100 mg freies Ammoniak (das ist die Geruchsbildung) pro Liter. Wird eine Gülle oder Jauche auf die Felder ausgebracht, die höhere Werte hat, so kriechen die Regenwürmer, deren Aufgabe es an und für sich ist, den Boden ständig aufzulockern, in Todesangst an die Oberfläche und werden hier zur leichten Beute von Krähen und anderen Vögeln. Eine mit Ammoniak übersättigte Gülle bringt daher die nützlichen Regenwürmer um. Eine gute, pflanzenverträgliche Gülle dagegen treibt keinen Regenwurm aus seiner Behausung.

Die Bereitung von richtiger Gülle ist aber wie gesagt ein Kunststück. Jauche, Gülle und Mist wurden seit jeher als Gold der Landwirtschaft bezeichnet. Dieser Titel ist aber nur gerechtfertigt, wenn dieser natürliche Dünger ordnungsgemäß nach allen Regeln der landwirtschaftlichen Kunst behandelt worden ist. Mist und Gülle sollen nicht stinken und nicht so „scharf" sein, daß die damit gedüngten Wiesen Verätzungen erleiden. Zur tatsächlichen erfolgreichen Anwendung des Grander-Güllebelebers ist ein entsprechendes Vorwissen bzw. eine Art Erstdiagnose über pH-Wert, Ammoniumstickstoffgehalt und Nitratstickstoffgehalt sowie über Farbe und Gesamtzustand der Gülle zu erstellen. Der Güllebeleber ist ein zylindrisches Gefäß, das mit belebtem Wasser gefüllt ist. Die neuesten Erfahrungen, so die Anwender, haben ergeben, daß der Güllebeleber möglichst an der Oberfläche bleiben und nicht im „Güllesee" versenkt werden sollte. Die Voraussetzungen zur optimalen Güllebelebung beschreibt ein Anwenderprospekt:

„Das Wesentliche dabei ist aber, daß die Wirkung selbst in den meisten Fällen voll genützt werden kann, da sich die nitrifizierenden Bakterien in der sauerstoffhältigen oberen Gülleschicht aufhalten und hier unmittelbar belebt werden können. Eine optimale Gülle zeichnet sich dadurch aus, daß sie in der Farbe hell- bis silbergrau und im Geruch unauffällig ist. Der pH-Wert liegt zwischen 6,8 und 7,2, der Trockensubstanzgehalt unter 6%. Die Gülle ist von ihrer Konsistenz her breiig bzw. dünnflüssig. Sie läuft von einem eingetauchten Blatt ab und enthält keine Schleimstoffe. Solche Gülle kann auch bei Sonnenschein aufgebracht werden, ohne Verbrennungsschäden durch Ammoniak."

Wie wirkt nun optimale Gülle? „Auf freien Ammoniak reagieren ganz besonders Klee und Kräuter. Bei einer zu ammoniakhältigen Gülle verschwinden sie, und die gesamte Grasnarbe wird artenarm. Dafür verwurzeln sich Ampfer und andere Pfahlwurzler mehr und mehr." (Nur nebenbei: Diese Ampfer und andere Pfahlwurzler können durch Chemikalien oder händisch entfernt werden.)

„Es entsteht eine artenarme, durch Ampfer und Pfahlwurzler und viele Kahlstellen gekennzeichnete Grasnarbe, die von den Kühen nur ungern abgefressen wird. Gut belebte Gülle bringt diese Nachteile nicht mit sich, und vor allem können auch die Regenwürmer überleben. Gerade die Vielfalt ist in der Natur ausschlaggebend, und die betrifft auch die Artenformen auf einer guten Grasnarbe. Gut belüftete und durch Grander-Technologie belebte Gülle enthält auch keine Schleimstoffe, d.h. die Fließeigenschaften der Gülle sind deutlich besser, die Haftfähigkeit auf den Pflanzen ist herabgesetzt. Die Gülle läuft viel schneller über das Blatt und das Gras auf den Boden und überzieht die Grasnarbe nicht mit einem Schleimschleier. Dadurch kann man Kühe auf der Weide viel eher grasen lassen. Sind noch Güllereste auf dem Gras, dann verweigert die Kuh dessen Aufnahme." Letztgenanntes ist ihr absolut nicht übelzunehmen.

Ihre praktischen Erfahrungen mit der aktiven Güllebelebung schildert die Bäuerin Maria Noll vom Moser-Hof (Grünlandbetrieb) in Steingaden-Litzau, Deutschland: „Am Vormittag des

22. Januar 1994 wurde der Güllebeleber in die fast volle Grube eingesetzt. Das Fassungsvermögen der geschlossenen Güllegrube beträgt 260 m^3. An diesem Tage war die Schwimmdecke in der Grube knapp 30 cm stark. Mit einer Schaufel wurde versucht, ein Loch in die zähe Decke zu bringen, um den Güllebeleber abzulassen. Eine Woche später wurde festgestellt, daß auf der Oberdecke sehr viele Blasen zu sehen waren. Offensichtlich ‚arbeitete‘ die Gülle schon sehr stark. Am 6. Februar 1994 wurde nochmals ein Blick in die Grube geworfen, dabei konnte festgestellt werden, daß die Gülle sehr schaumig war. Sehr erfreulich war auch, daß nunmehr die Schaufel ganz leicht in die Güllegrube sank. Auch war ein ständiges Blubbern zu hören.

Da die Grube nunmehr randvoll war, wurde am 7. Februar 1994 Gülle ausgefahren, insgesamt 18 Fässer. Hierbei ist folgendes festgestellt worden: Das Ansaugrohr zum Ansaugen der Gülle ging viel leichter in die Grube als früher (es war kein Drücken notwendig). Die Gülle mußte kein einziges Mal aufgerührt werden. Man hat beim Einfüllen sogar den Eindruck, daß von Faß zu Faß die Gülle immer flüssiger wurde. Erfreulich ist, daß durch das Wegfallen des Aufrührens Energie gespart werden konnte (je nach Beschaffenheit der Gülle mußte der Traktor früher immer mehrere Stunden das Rührwerk antreiben). Die Gülle hatte keinen aggressiven Geruch mehr, und auch die Arbeitsjacke, die bei der Arbeit mit Gülle bespritzt wurde, stank nicht mehr so penetrant, wie es früher der Fall war. Die Gülle war außerdem homogen (wie aufgerührter Kartoffelbrei). Auf den Feldern, die am 7. Februar mit der behandelten Gülle versorgt wurden, konnte jetzt festgestellt werden, daß das kurze Gras schon sehr schön grün ist (ein sattes Grün). Auch ist wesentlich mehr Weißklee zu sehen als auf den Feldern, die nicht mit behandelter Gülle versorgt wurden. In der Winterszeit mußte früher auch jeden zweiten Tag der Gitterrost im Stall mit Wasser ausgewaschen werden, da es immer wieder Abflußprobleme der tierischen Ausscheidungen vom Stall zur Grube gab. Nachdem Ende Februar einmal von der Grube belebte Gülle in den Stall zurücklief, sind seither keine Abflußprobleme mehr aufgetaucht (Wassereinsparung).“

Frau Maria Noll hat uns nach einiger Zeit einen weiteren Bericht über die Erfahrung mit der Güllebelebung übermittelt, den wir in Auszügen wiedergeben wollen, um die Dimension und die Folgewirkung des Einsatzes der Güllebelebung noch besser zu veranschaulichen:

„Seit Installation des Güllebelebers am 22. Januar 1994 gibt es praktisch keine Schwimmdeckenbildung mehr. 1994 hatten wir insgesamt vier Schnitte (jedesmal war das Gras sattgrün). Bei Sonnenschein ausgefahrene Gülle hatte keine Verbrennungen (Verätzungen) der Pflanzen zur Folge. Mit normaler Gülle hätte man das nicht machen dürfen. Schon drei Wochen nach dem Ausbringen der belebten Gülle hatten sich unsere Kühe mit großer Freude an das nachwachsende Gras gemacht, die Kühe haben auch gerne kniehohes Gras gefressen. Das Gras auf den behandelten Feldern machte immer einen gesunden, kräftigen Eindruck (auch bei längerer Hitzeperiode). Wir hatten dann auch sehr feines und angenehmes Heu (nicht struppig). Das Heu fühlte sich einfach anders an als sonst. Es bringt nur einen Nachteil mit sich: Die Trocknungszeit ist länger. Das Grasvolumen auf den behandelten Feldern war um gut 20 % höher als sonst. Äußerst erfreulich ist auch, daß an der Abdeckung des Güllegrubenloches Regenwürmer heimisch geworden sind. Auf einer speziellen Wiese wurde zu Vergleichszwecken nur Handelsdünger ausgebracht. Auf dieser Wiese sind die Gräser jedoch nicht höher als auf den anderen Feldern, die mit belebter Gülle versorgt wurden. Auch ist die Pflanzenvielfalt nicht so sehr gegeben und das Bodengras nicht so gut. Beim genauen Hinschauen sieht man deutlich die Unterschiede."

Der Bericht von Frau Maria Noll ist keine Einzelerfahrung, nur eine besonders exakt und anschaulich ausgeführte Beschreibung der Auswirkung von belebter Gülle.

Der steirische Biobauer Manfred Taferner, Greith 31, 8820 Neumarkt, kann auf ähnliche Erfahrungen verweisen. Gemeinsam mit dem UVO-Vertriebsleiter Heinz Breuer und dem Güllespezialisten Willi Köck experimentierte er mit der Güllebelebung. Die Gülle war zu diesem Zeitpunkt grün und roch nach Ammoniak, ein

Zeichen dafür, daß sie noch nicht „reif" zum Ausbringen war, d. h. die mikrobiologischen Umbauprozesse (Nitrifizierung) hatten noch nicht stattgefunden, vermutlich hatten die Mikroorganismen in dieser Gülle keine optimalen Lebensbedingungen. Unter Beigabe einer homöopathischen „Güllestarterhilfe" wurde mit der Belebung begonnen. Das Ergebnis: „Nach wenigen Tagen begann die Gülle stark zu ‚arbeiten', es entstanden unzählige Blasen. Die gesamte Gülle wurde dünnflüssig und homogen. Die Farbe änderte sich von grün bis braun, und der Gülleschaum hat nun einen grauen bis silbrigen Glanz." Nach einem Monat entnahm Willi Köck eine Probe, und Heinz Breuer untersuchte den pH-Wert. Das Meßergebnis zeigte einen absolut neutralen Wert von exakt 7,01. Der Biobauer konnte die Gülle, die fast geruchsfrei war, sogar bei Sonnenschein ausbringen, ohne die Wiese zu schädigen. Die Nitratbelastung des Grundwassers wird durch solche Maßnahmen wesentlich verringert.

Die meisten Anwenderberichte der Güllebelebung sind sehr jung und beziehen sich auf das letztvergangene Jahr. Die Bäuerin Rose-Marie Gruber kann allerdings auf eine dreijährige Erfahrung mit der Güllebelebung verweisen. Sie meint einen Unterschied in der Grasfarbe festgestellt zu haben: „Bei der heurigen Heuernte, die durch die lange Regenzeit ziemlich spät verrichtet wurde, haben wir festgestellt, daß unser Heu nach zweitägiger Trocknung frisch aussah, jedoch das Heu des Nachbarn, das genau so lange wie unseres auf dem Feld stand, bei Schönwetter merklich schlechter, ja sogar braun aussah. Ein deutlicher Farbunterschied war nicht zu übersehen, da dieses Feld an unseres angrenzt. Wir führen diesen Erfolg auf die mit ‚Wasser' belebte Gülle zurück."

KAPITEL 8

Seen, Teiche und Schwimmbäder

W ie steht es mit der Belebung von Teichen, Seen und Flüssen? Kann auch dort die „Information" übertragen werden, und wenn ja, wie? Laut einem Erfahrungsbericht eines tschechischen Biologen waren die Muschovseen „biologisch tot", als man im Jahre 1991 von Johann Grander erfuhr. Die drei Muschovseen liegen in der ehemaligen CSSR, nahe der Grenze bei Drasenhofen. Es wurde eine Wasserprobe zu Johann Grander gebracht, der dem Biologen eine von ihm zubereitete Wassermischung mitgab. Im März 1991 wurde die Wassermischung in die Seen gegeben. Ein halbes Jahr später „lebte" das Wasser wieder. Es starben keine Fische mehr, und die Pflanzen gediehen prächtig. Hans Grander hat bei einer Wasserprobe festgestellt, daß bestimmte Mikroorganismen aufleben, die das Wasser reinigen.

Am spannendsten ist es natürlich, einen „Belebungsprozeß" von Anfang an mitmachen zu können. Die Gelegenheit bot sich in Hall bei Admont in der Steiermark. Bei einem Fischteich im Besitze des Stiftes Admont, gepachtet von dem Landtagsabgeordneten i. R. Richard Kanduth und betreut von dem bekannten Bergführer Adi Weißensteiner, machte sich im Sommer 1995 eine nie dagewesene Veralgung bemerkbar. Am 28. Juli installierte der UVO-Berater Heinz Breuer in Anwesenheit des Autors ein Wasserbelebungsgerät. Über eine Heizungspumpe wurde Wasser aus dem Teich angesaugt, durch die Wasserbelebung geführt und anschließend wieder in den Teich zurückgepumpt. Zusätzlich wurde Granderwasser in den Teich gegossen. Zwischen den

Beteiligten wurde vereinbart, daß das Ergebnis des Versuches, unabhängig vom Erfolg, in diesem Buch veröffentlicht werden sollte, also auch dann, wenn keine Wirkung erkennbar wäre. Gleichzeitig nahm Heinz Breuer eine Wasserprobe, die an Dr. Felsch weitergeleitet wurde.

Die erste Reaktion beobachtete am nächsten Tag Edith Weißensteiner, die Gattin des Seebetreuers. Die Schwäne, die sich normalerweise am Abfluß des Sees aufhielten, kamen zu der Stelle, wo sich das Wasserbelebungsgerät befand, und bewegten sich von dort nicht mehr weg.

Die Analyse der Wasserprobe vom 28. 7. 1995 durch Dr. Horst Felsch lautete wie folgt: „Das Teichwasser hat keine Trinkwasserqualität: Die Keimzahlen sind um den Faktor 10 zu hoch. Der Grenzwert bei 22° C Bebrütungstemperatur wäre 100 KBE (Kolonienbildende Einheiten) bzw. bei 37°C 10 KBE gewesen. Die festgestellten Bakterien sind in erster Linie verschiedene Wasserpseudomonaden. In Summe ergibt sich eine wilde Mischung aus unterschiedlichsten Keimarten. Auffallend die noch sehr hohe Keimzahl bei 37°C: Dies bedeutet, daß sich viele der im Wasser enthaltenen Mikroorganismen bereits an die Körpertemperatur adaptiert haben. Noch typischer als die Bakterien selbst ist der hohe Algengehalt. Festgestellt wurden 13 Algeneinheiten pro Millimeter." Knapp zwei Monate nach der „Belebung", am 20. September 1995, wurde eine neuerliche Probe gezogen. Das Untersuchungsergebnis hat selbst Dr. Felsch in Erstaunen versetzt. Sein Bericht, abgefaßt am 28. 9. 1995: „Der Keimgehalt des Wassers ist im Vergleich zur Probe vom 28. 7. 1995 (vor der Belebung) stark zurückgegangen." Und zwar von 1100 KBE/ml (Kolonienbildende Einheiten) bei 25° C auf 22 KBE/ml. (Die Sollwerte bei Fischwasser liegen bei 100 KBE/ml.) Daraus schließt Dr. Felsch: „Aufgrund dieser Untersuchung hätte das Fischwasser Trinkwasserqualität. Die Keimzahlen sind innerhalb von zwei Monaten um 95% zurückgegangen. Der gleiche Rückgang wurde bei den Algen festgestellt... Der pH-Anstieg von ursprünglich 7,86 auf 8,1 würde den Algenwuchs begünstigen – dies ist aber offensichtlich nicht eingetreten."

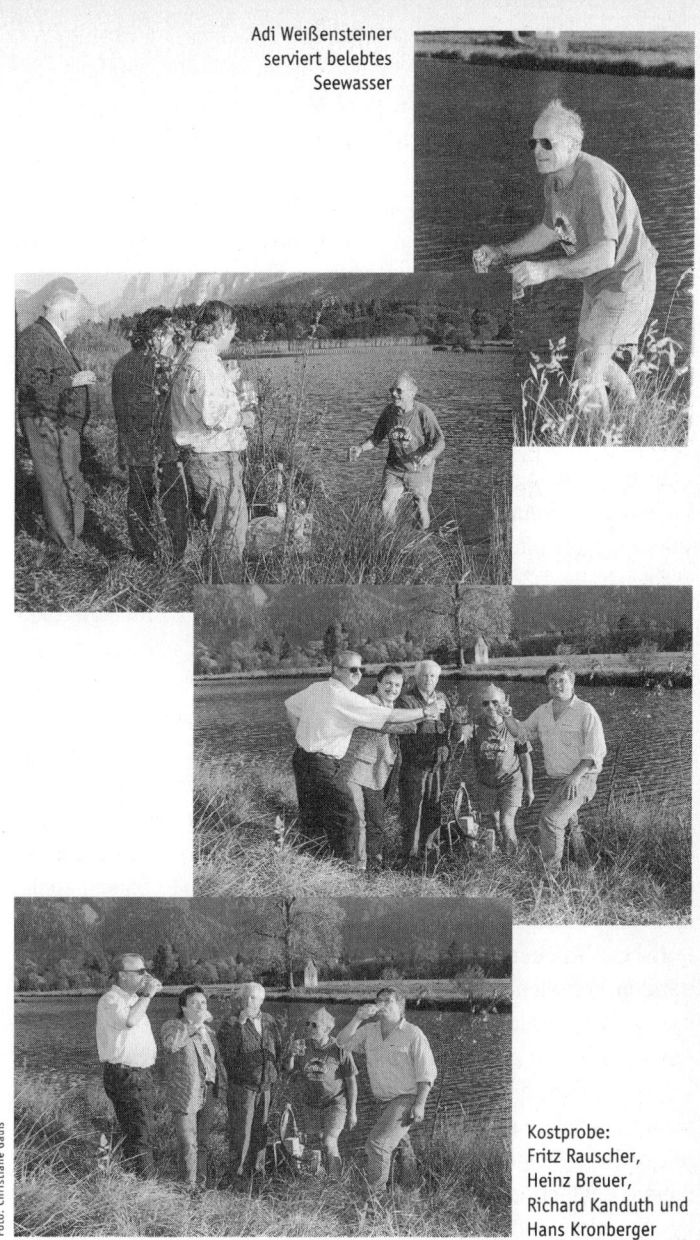

Adi Weißensteiner
serviert belebtes
Seewasser

Foto: Christiane Gauß

Kostprobe:
Fritz Rauscher,
Heinz Breuer,
Richard Kanduth und
Hans Kronberger

Dr. Felsch faßt zusammen: „ Durch die Belebung mit Hilfe der Grander-Technologie hat sich das Wasser des gegenständlichen Fischteiches innerhalb von zwei Monaten in seiner bakteriologischen Qualität wesentlich verbessert. Die Keimzahlen sind um 95% zurückgegangen. Gleichzeitig wurden die Algen im gleichen Prozentsatz reduziert... Das äußerst positive Ergebnis überrascht mich selbst etwas, da ich innerhalb von zwei Monaten noch in keinem Vergleichsfall einen derartigen Keimrückgang festgestellt habe."

Natürlich ist dies nur ein eindimensionaler Aspekt, doch überraschende Ergebnisse dieser Art sollten zumindest Anlaß dafür sein, sich intensiver mit den Möglichkeiten der Gewässersanierung durch „Belebung" zu beschäftigen.

In der Marktgemeinde Gresten in Niederösterreich hat der Bademeister Reinhard Böcksteiner heimlich in die Frischwasserzuleitung des öffentlichen Schwimmbades ein Wasserbelebungsgerät (Größe 2 Zoll) eingebaut. Das Ergebnis: Der Verbrauch von Chlorgas ging von 800 kg im Jahr 1994 auf 500 kg im Jahr 1995 zurück. Der Rückgang der Natronlauge war noch stärker, nämlich von 540 kg im Jahre 1994 auf 180 kg im Jahre 1995. Die Badegäste stellten immer wieder die Frage, ob der Bademeister jetzt weniger Chlor verwende, und lobten die Wasserqualität.

Dabei muß hier betont werden, daß nicht die ursprüngliche Füllung des Schwimmbades „belebt" wurde, da das Belebungsgerät erst nach der Erstbefüllung eingebaut wurde, sondern nur das nachgefüllte Wasser. Daher ist für die nächste Saison sogar noch eine weitere Verbesserung der Ergebnisse zu erwarten.

In Saarbrücken wirbt das Schwimmbad „Trimmtreff Viktoria" mit den Vorteilen der Wasserbelebung in einem Flugblatt: „In der neuen Wasseraktivierungsanlage wirken für den technischen Laien geradezu geheimnisvolle Kräfte. Fachleute wie der Püttlinger Diplomingenieur Josef Dörr, der diese in Deutschland bisher einmalige Anlage installiert hat, versichern jedoch, daß alles mit rechten Dingen zugeht. Jedenfalls hat sich seit der Inbetriebnahme deutlich gezeigt: Es gibt fast keinen Chlorgeruch mehr in der Schwimmhalle, die Luft wird als angenehm frisch und wohltuend empfunden. Spürbar verbessert hat sich auch die Wasser-qualität. Das Badewasser ist sehr ‚weich' geworden, und bei vielen Badegästen kommt es sichtlich seltener zu ‚roten Augen', also Rötungen der Bindehaut im Augenbereich.

Die bisherigen Untersuchungen haben eine praktisch völlige Keimfreiheit des Schwimmbadewassers ergeben. Die Zugabe von Chlor konnte auf die gesetzlich vorgeschriebene Untergrenze von 0,3 Milligramm pro Liter Wasser abgesenkt werden. Auch die Wasserfilter werden um die Hälfte weniger belastet als bisher, was größere Rückspülintervalle zuläßt. Insgesamt führt die neue Wasseraktivierungsanlage zu einer Kostenreduzierung durch die Einsparung an Wasser, Abwasser und Energie, was zu einer Amortisierung in spätestens vier Jahren führen wird."

Die Saarbrückner Schwimmbadbetreiber haben auch eine Erklärung für die Wirkung: „Ihr liegt das physikalische Prinzip zugrunde, daß stark magnetisiertes Wasser, vom Erfinder Johann Grander aus Österreich persönlich vor Ort in Behältern berührungs-frei eingeschlossen, das in einem Kreislauf vorbeiführende Bade-wasser auflädt und molekular verdichtet. Das hat nicht zuletzt die – in diesem Fall besonders erwünschte – Folge, daß Bakterien schnell absterben."

Sollte sich tatsächlich eine systematische Möglichkeit der Reduktion von Chemikalien in Badewässern feststellen lassen, so wäre dies zweifelsfrei ein großer ökologischer Fortschritt. Dr. Horst Felsch ist den Hintergründen dieser erstaunlichen Beobach-tungen auf der Spur.

KAPITEL 9

Die Forschungen
des Dr. Felsch

D ipl. Ing. Dr. techn. Horst Felsch, staatlich befugter und beeideter Zivilingenieur für technische Chemie und allgemein beeideter gerichtlicher Sachverständiger für Umweltschutz, betreibt im tirolerischen Fieberbrunn ein Untersuchungslabor. Seine ursprüngliche Aufgabenstellung bestand darin, das für den Handel bestimmte Granderwasser auf rein formale Inhalte wie Bakterien, Nitrate usw. zu untersuchen, um die Einhaltung der strengen Kriterien des Lebensmittelgesetzes zu garantieren, also reine Hygiene- und Qualitätssicherung zu betreiben.

Durch den Erwerb des Kupferplattenbergwerkes in Jochberg bei Kitzbühel steht der Familie Grander eine Quelle zur Verfügung, die in einer Stollentiefe von 500 Metern entspringt. Mit diesem „Rohmaterial" werden die Qualitätskriterien für Trinkwasser sehr leicht erfüllt. Vor allem der Nitratgehalt, für den in Österreich derzeit noch ein Grenzwert von 100 mg/l vorgeschrieben ist, liegt bei der Granderquelle bei 2,1 mg/l.

Sehr schnell kam es, wie es kommen mußte. Dr. Felsch, der ursprünglich, allein schon von seiner universitären Vor- und Ausbildung her, nicht viel mit „belebtem" Wasser anfangen konnte, konzentrierte sich zunächst nur auf die oben erwähnten formalen Kriterien, dies in Zusammenarbeit mit den Hygieneinstituten der Universitäten Graz und Wien. Dennoch wurde er schnell zum „Neugierigen". Die logische Frage für den Naturwissenschafter lautet: Hat das Granderwasser eine andere energetische Struktur als normales Trinkwasser, und wenn ja, wie läßt sie sich nachweisen? Eine knifflige Frage, der eigentlich niemand so recht offiziell nachgehen kann, da die Wissenschaft diese Möglichkeit mehr oder weniger von vornherein ausschließt.

Dr. Felsch begann sich in seinem Untersuchungslabor mit dem von Johann Grander „belebten" Wasser zu beschäftigen. Er berichtet: „Ich glaube, ich war einer der ersten, der sich mit der Mikrobiologie des Granderwassers auseinandergesetzt hat. Ich habe routinemäßig immer wieder Keimzahlenuntersuchungen durchgeführt, um die Qualität zu prüfen. Eines Tages habe ich auch jenes Wasser untersucht, das sich in den Füllungen der Grander-Geräte befindet. Und zwar deshalb, um festzustellen, ob dieses Wasser mikrobiologisch einwandfrei ist. Es hätte ja auch die Gefahr bestehen können, daß mit diesem Wasser unerlaubte Keime in das Trinkwasser eingeschleppt werden."

Bei einer dieser Untersuchungen machte Dr. Felsch eine Entdeckung, die zwar sensationell und erstaunlich war, die sich aber nie mehr in dieser ausgeprägten Form wiederholen ließ und die daher auch wissenschaftlich im Grunde nicht relevant ist. Sie gab allerdings zum Nachdenken Anlaß, und vor allem machte sie Mut, weiterzuforschen, denn in seiner bisher 30jährigen Berufserfahrung war dem Wissenschafter dieses Phänomen nie untergekommen, und es ist auch kein anderer Hinweis darauf aus der Fachliteratur bekannt. Um diese „Entdeckung" einschätzen zu können, muß man den Vorgang bei der Bestimmung von Keimzahlen kennen. Er sei im folgenden hoffentlich allgemein verständlich wiedergegeben.

Bei der Bestimmung der Keimzahl nach dem Membranfilterverfahren werden bakteriendichte Membranfilter (Durchmesser 45 Millimeter) eingesetzt. Diese Filter sind Cellulosederivate mit winzigsten Poren in der Größe von 0,2 bis 0, 45 Mikrometer (ein Mikrometer = ein Tausendstel Millimeter). Diese Poren sind so eng, daß die Bakterien nicht durchkönnen. Diese werden also festgehalten, während das nun keimfreie Wasser durch die winzigen Löcher abgesaugt wird. Dann wird der Filter mit den Bakterien auf einem Nährboden gelegt, wo diese bei einer bestimmten Temperatur „ausgebrütet" und damit sichtbar gemacht werden.

Bei jeder „normalen" Wasserprobe verteilen sich diese abgefilterten Mikroorganismen völlig unsymmetrisch und zufällig (chaotisch) auf dem Membranfilter. Nicht so bei einer – allerdings bloß einzigen – Probe aus Grander-Füllungswasser. (Später wurde dieses Phänomen in abgeschwächter Form ein zweites Mal sichtbar.)

„In den 30 Jahren meiner Berufspraxis habe ich so etwas noch nie gesehen. Ich zeigte die Grander-Wasserprobe einem Elektrotechniker. Er meinte, daß er das recht gut kenne, denn es ergibt das gleiche Erscheinungsbild, wenn man feine Eisenfeilspäne im Wasser verteilt und einen Magneten einbringt. Auch dann verteilen sich diese Eisenfeilspäne nach den magnetischen Kraftlinien. Ein Rotationszentrum entspricht dem Südpol, das andere dem Nordpol, und dazwischen gibt es einen Ladungsausgleich (siehe Foto Seite 106). Für mich war dies der erste naturwissenschaftliche Hinweis, daß das Granderwasser einen Einfluß auf Bakterien hat. Dieser zwingt die Mikroorganismen, von der zufälligen Verteilung abzurücken und sich nach den magnetischen Kraftlinien auszurichten", erklärte Dr. Felsch im Frühjahr 1994. Und weiter: „Wenn ein Wissenschafter, so wie ich, von seinem beruflichen Auftrag her andauernd angehalten ist, alles nüchtern und sachlich zu betrachten, dann macht ein derartiges unerwartetes Erscheinungsbild, das auch nicht manipulierbar ist, nachdenklich. Und ähnliches passiert einem, wenn man mit Granderwasser längere Zeit wissenschaftlich arbeitet. Ich hatte bis zu diesem Zeitpunkt noch nie einen Beweis dafür gesehen, daß Granderwasser wirklich außergewöhnliche Eigenschaften aufweist. Wie das bei Naturwissenschaftern immer der Fall ist: Solange man keinen Nachweis hat, bleibt man derartigen Behauptungen gegenüber skeptisch und eher kritisch."

Für Spezialisten hat Dr. Felsch noch einige zusätzliche Informationen zu dieser „Erscheinung" bereit: „Diese ungewöhnliche Anordnung wäre zweifellos der Nachweis, daß im Grander-Konzentrat oder von außen wirkend Kräfte vorhanden waren, die die Koloniebildenden Einheiten (KBE) zu dieser Symmetriebildung zwangen. Da es mir aber nicht überzeugend gelang, dieses

Erscheinungsbild zu reproduzieren, ist damit auch der naturwissenschaftliche Nachweis nicht vollständig gelungen. Einige Personen, denen ich dieses Foto gezeigt habe, waren der Meinung, daß auch die kosmische Konstellation am Untersuchungstag wesentlich gewesen wäre. Es war der 6. Oktober 1993 – dies sei für alle jene genannt, die sich in diesen Konstellationen besser auskennen als ich. Vom historischen Rückblick aus gesehen war dieses Erscheinungsbild für mich Hinweis darauf, mich aus bakteriologischer Sicht mit den Granderwässern eingehender zu beschäftigen."

Dr. Felsch konzentriert sich inzwischen auf ein anderes Phänomen, das mit hoher Wahrscheinlichkeit noch wesentlich interessanter ist, ja, das vielleicht sogar die erste Ursachenerklärung der Wirkung „belebten" Wassers sein könnte. Und das, wenn es systematisch anwendbar ist, möglicherweise eine Revolution in der Chemieanwendung in vielen, vielen Lebensbereichen bedeuten könnte. Es könnte der Start sein zu einer völlig neuen Wasserbetrachtung.

Man bedenke, diese Forschungen laufen erst knapp zwei Jahre. Und es ist mit aller Vorsicht an das Problem heranzugehen. Jede vorschnelle Euphorie oder gar ein Irrtum wäre ein kaum verkraftbarer Rückschlag.

Eine weitere Gefahr besteht darin, daß die Menschheit durch Forschungsergebnisse zur irrtümlichen Ansicht kommen könnte, jede Wasserschädigung sei durch Reparatur korrigierbar, so daß sich die Notwendigkeit erübrige, sorgsam mit diesem kostbaren Gut umzugehen. Einer solchen Fehlmeinung muß von Anfang an entgegengewirkt werden.

Im Dezember 1994 hat Dr. Felsch neuerlich „eigenartige" Auswirkungen von Bakterienkulturen in „belebtem" Wasser festgestellt. Er war beauftragt worden, als Sachverständiger ein Korrosionsgutachten zu erstellen und zwar über eine Fußbodenheizung in einem Tiroler Beherbergungsbetrieb, einem 200-Betten-Haus, in dessen Rohrleitung massive Rostschäden aufgetreten waren. Der sachliche Bericht von Dr. Felsch ist möglicherweise eine der sensationellsten Entdeckungen auf der Spur des Wasserrätsels: „Die Analyse des Wassers in den Rohrleitungen ergab einen Eisengehalt von ›156 mg/Liter und einen deutlich alkalischen pH-Wert von 10! Dieses Wasser ist vor vier Jahren mit einem alkalischen Korrosionsverhinderer auf Basis Natronlauge versetzt worden." (Siehe Foto S. 70)

Dr. Felsch weiter: „Bei der bakteriologischen Prüfung des Wassers in den Rohrleitungen konnte ich feststellen, daß es hoch verkeimt war: 2.500 KBE/ml an Aerobiern (sauerstoffliebende Keime), mehr als 100.000 KBE/ml an Anaerobiern (Keime, die ohne Sauerstoff auskommen). Dies bei einem pH-Wert von 10 und einer maximal errreichten Temperatur im Kreislauf von 52°C!" Da sieht man, was Bakterien alles aushalten.

Auf gut deutsch, das Wasser war total versaut. Die Bakterien fraßen die Inhaltsstoffe des Korrosionsverhinderers, bildeten Stoffwechselprodukte und förderten so die massive Rostbildung.

Nach Einsatz der Grander-Technologie war nach 14 Tagen eine klare bakteriologische Veränderung im Sinne einer eindeutigen Verbesserung der Wasserqualität erkennbar. Dr. Felsch ließ aus Sicherheits- und Beweisgründen ein externes Institut eine parallele Prüfung durchführen. (Dort sucht man heute noch nach dem „chemischen Mittel", das er eingesetzt hat.) Im untersuchten Wasser waren eindeutig Mutterkolonien von Bakterien oder auch schon kleine Tochterkolonien (Pinpoints) zu erkennen (siehe Bild von Probe S. 70).

Vier Wochen nach Anwendung waren alle Mutterkolonien verschwunden, quasi zerfallen in Tochterkolonien (siehe Foto von der Probe S. 71). Übriggeblieben waren nur Pinpoints in ungeheurer Zahl. Sechs Wochen nach der Anwendung der Grander-Technologie war das Wasser wie durch ein Wunder praktisch keimfrei. Auf dem Bild ist noch ein Pilz zu sehen, der stammt aber nicht vom Wasser, sondern wurde eingeschleppt!

Was war passiert? Dr. Felsch: „Durch den Einsatz der Grander-Technologie wurden innerhalb von sechs Wochen alle aeroben und anaeroben Keime abgetötet. Dieses Ergebnis wurde auch von externen Labors bestätigt."

Wissenschaftlich lautet die Frage so: „Wie war es möglich, ohne

Zusatz eines desinfizierenden Agens diese bereits resistenten Bakterien unschädlich zu machen? Bei den vielen bakteriologischen Untersuchungen von Wässern, die mit Grander-Technologie behandelt wurden, stelle ich immer wieder eine Veränderung fest: Nach mehr als 48 Stunden Bebrütungszeit bilden sich auf der Platte winzige Bakterienkolonien, die sich in ihrer äußeren Form deutlich von den ‚Mutterkolonien' unterscheiden. Zählt man diese winzigen Kolonien mit, dann bewirkt die Grander-Technologie zunächst einen Keimzahlanstieg. Wird dieses Wasser über längere Zeit bakteriologisch kontrolliert, dann stellt man fest, daß die bis 48 Stunden auftretenden Mutterkolonien immer weniger, die winzigen Pinpoints dagegen immer mehr werden. Nach einer weiteren Zeitspanne nimmt auch die Keimzahl der Pinpoints ab, und es resultiert ein praktisch keimfreies Wasser. Dieser Vorgang läßt sich beschleunigen, wenn – wie oben geschildert – das Wasser höhere Temperaturen erreicht. Bei 52°C und pH 10 dauerte dieser Abtötungsvorgang etwa sechs Wochen. Bei Raumtemperatur konnte ich nach etwa acht Wochen praktisch keimfreies Wasser nachweisen. Durch Analyse des Assimilierbaren Organischen Kohlenstoffs (AOC) konnte nachgewiesen werden, daß es sich bei diesem Keimzahlanstieg nicht um eine Vermehrung handelt. Der AOC war im Granderwasser geringer als im Quellwasser, das heißt, das für Bakterien verfügbare Nahrungspaket wurde durch die Grander-Technologie vermindert."

Felsch weiter: „Eine Vermehrung der Keime ist bei einem verminderten Nahrungsangebot höchst unwahrscheinlich! Aus meiner Sicht entstehen die Pinpoints durch Zerschlagung der aus vielen Einzelbakterien bestehenden Mutterkolonien in Tochterkolonien. Diese Zerschlagung ist eine Auswirkung der Informationsübertragung durch die Grander-Technologie. Ich konnte nachweisen, daß die Tochterkolonien andere Eigenschaften haben als die Mutterkolonien, und zwar:

▶ Sie sind temperaturempfindlicher als die Mutterkolonien.

▶ Sie sind wesentlich empfindlicher gegenüber Desinfektionsmitteln.

▶ Einige bakteriologische Umsetzungen lassen sich beschleunigen. Durch diese veränderten Eigenschaften ergeben sich die verschiedensten Anwendungsmöglichkeiten:"

Soweit die erste Analyse von Dr. Felsch. Da zerfallen also Bakterienkolonien in kleine, kaum lebensfähige Kolonien, die andere Eigenschaften haben, die leicht absterben, und dies ohne den geringsten Zusatz von Chemie.

Der Wissenschafter darf nicht spekulieren, der Laie schon. Was ist, wenn Infektionserreger durch Einwirkung von „belebtem" Wasser bei 36 Grad C Körpertemperatur empfindlicher werden? Dann würde der Körper nur wenig oder gar kein Fieber brauchen, um damit fertig zu werden – vielleicht auch keine Antibiotika. Bis heute gibt es keinen wissenschaftlichen Versuch in dieser Richtung. Die Technologie ist auch noch zu jung. Aber wäre ein klinischer Großversuch mit Gaben von Granderwasser nicht interessant? Die Anwenderberichte über die Wirkung von „belebtem" Wasser könnten unter diesem Gesichtspunkt Mut machen.

Dr. Felsch faßt zusammen: „Die wissenschaftliche Untersuchung der Wirksamkeit der Grander-Technologie hat eine Fülle von interessanten Ergebnissen gebracht:

1) Mikroorganismen werden durch die Grander-Technologie temperaturempfindlicher und auch empfindlicher gegenüber Desinfektionsmitteln (dies könnte ein Hinweis auf den oft behaupteten Minderverbrauch von Chlor in Schwimmbecken sein, die mit nach Grander belebtem Wasser gefüllt wurden), andererseits aber auch aktiver bei bestimmten bakteriologischen Umsetzungen. Daraus ergeben sich einige wichtige Anwendungsmöglichkeiten, die in noch geplanten Untersuchungen erforscht werden. (Gülle, Kompost, Klärwerke etc.)

2) Die Grander-Technologie arbeitet weder mit Permanent- noch mit Elektromagneten.

3) Das von der Grander-Technologie ausgehende Wirkprinzip ist heute noch nicht vollständig erforscht. Es wird jedenfalls keine Energie übertragen, ansonsten müßten die Geräte nach einer bestimmten Zeit wirkungslos werden. Seit 1989 werden z. B. Universalbeleber gefertigt. Ich konnte die Wirksamkeit eines

dieser Prototypen mikrobiologisch im April 1995 einwandfrei nachweisen. Offenbar geht von den Grander-Geräten bzw. vom Granderwasser Information auf das fließende Medium über. Dadurch könnten dessen Eigeninformationen gelöscht oder verändert werden. Informationen von Schadstoffen im Wasser könnten vielleicht sogar aufgehoben werden."

Diese Informationstheorie deckt sich mit wissenschaftlichen Aussagen im Buch „Wasser" von Ivan Engler (Sommer-Verlag 1991). Ich verweise hier vor allem auf das Kapitel „Wasser als Informationsträger" von Prof. Resch und Prof. Gutmann von der Technischen Universität Wien.

Wie gesagt, die Jagd nach den Rätseln des Wassers hat erst begonnen.

Seit August 1995 gibt es das erste Mineralwasser, das nach der Grander-Technologie belebt ist, und zwar das „Thalheimer Schloßbrunn Heilwasser" aus Thalheim an der Mur. Auch bei diesem Mineralwasser zeigt sich im wesentlichen der gleiche Vorgang wie bei der Belebung des Heizwassers. Die Mutterkolonien der Bakterien zerfallen. Die ohnehin schon exzellenten bakteriologischen Werte des Mineralwassers konnten weiter verbessert werden.

KAPITEL 10

Einzelbeobachtungen

N eben den „großen" Beobachtungen im Gesundheitsbereich, im technischen Bereich, bei der Güllebelebung usw. gibt es viele, viele Detailbeobachtungen, die vielleicht noch nicht ganz ausgegoren sind bzw. höchst subjektiv wirken. Sie würden, allein dargestellt, bestimmt einen falschen Eindruck erwecken. Als Zugabe, als Tüpfchen auf das i sind sie zur Abrundung der Erfahrungen gedacht und als solches durchaus interessant und brauchbar. Vor allem sollen sie den Lesern nicht vorenthalten bleiben.

Besonders reizvoll sind die Beobachtungen des Demeterbauern-Ehepaares Elisabeth und Gerhard Geckeler aus Deutschland, Talstraße 20, D-72532 Gomadingen-Wasserstetten. Demeterbauern arbeiten strikt im biologischen Sinne, es werden also zum Gemüseanbau keinerlei Chemikalien, kein Kunstdünger und keine chemischen Pflanzenschutzmittel verwendet. Im Brief von Herrn und Frau Geckeler heißt es:

„Wir betreiben seit 21 Jahren biologischen Gemüseanbau auf der rauhen Schwäbischen Alb. Seit 14 Jahren haben wir die Demeter-Anerkennung. Wir sind stets bestrebt, in Einklang mit der Natur hochwertige Produkte herzustellen und anzubieten. Nachdem wir von der Grander-Wasserbelebung gehört hatten, war es für uns selbstverständlich, ein Wasserbelebungsgerät (1 Zoll) in unsere Hauswasserleitung einzubauen. Der Einbau erfolgte Ende Februar 1994. In der Folgezeit haben wir einige Beobachtungen mit dem lebenden Wasser machen können, von denen wir nun berichten möchten.

Durch unser Wiesengrundstück verläuft ein kleines Bächlein.

Das Wasser kommt vom nahegelegenen Berg. Darauf haben einige konventionelle Landwirte ihre Felder. Im Laufe der Jahre wurde das Wasser in dem Bächlein immer unansehnlicher. Für unseren Gemüseanbau konnten wir schon seit Jahren nicht mehr auf dieses Wasser zurückgreifen. Auch unsere Schafe mochten das Bachwasser nicht mehr trinken. Herr Schoch (UVO-Berater) brachte bei seinem Besuch im Februar 1994 20 Liter lebendes Wasser von zu Hause mit. Dieses Wasser schüttete er in das besagte Bächlein. Nachdem bei uns das Wasserbelebungsgerät eingebaut worden war, kamen weitere 80 bis 100 Liter lebendes Wasser dazu. Wir beobachteten, daß 14 Tage später erstmals seit Jahren die Rehe vom Wald über den Zaun sprangen und aus diesem Bächlein Wasser tranken. Auch fingen unsere Schafe an, das Bachwasser wieder anzunehmen. Im Laufe der Monate wurden weitere 200 Liter lebendiges Wasser in den Bach geschüttet. Das Wasser bekam wieder eine Spannung, es wurde beweglicher, dynamischer. Trotz des heißen Sommers ging der Genesungsprozeß weiter. Wir haben jetzt ein Bächlein mit glasklarem Wasser (was selbst schon einigen Personen aus dem Dorf aufgefallen ist).

In unserer Wassertonne im Gewächshaus (Fassungsvermögen 300 Liter) war den ganzen vergangenen Sommer über immer glasklares Wasser – es wurde nicht grün darin. Kein Algenbewuchs feststellbar.

Uns selbst schmeckt das Wasser sehr gut. Das Fell der Schafe ist sehr lockig und weich. Am 20. Januar kamen zwei Lämmer auf die Welt – so schön und gesund und kräftig! Das ist eine wahre Freude. Wir hatten im Jahr 1994 im Gemüseanbau drei Ernten. Das war früher nie der Fall. Wir ziehen und züchten auch diverse Topfpflanzen für unsere Marktkunden. Bei der ‚Ewigen Liebe' fiel uns auf, daß wir heuer jeden Topf verkaufen konnten. Es gab keinen Ausschuß wie früher. Interessant war auch festzustellen, daß die ‚Ewige Liebe' bereits nach 18 Tagen verkaufsfähig war. Früher dauerte es vier Wochen. Der Geschmack der Gurken ist viel intensiver geworden, und die Salatköpfe werden viel fester. Wir haben weit und breit auch die beste Kresse anzubieten. Die

Schalen der Eier unserer Hühner sind viel fester geworden. Auch den Hühnern scheint das Wasser gut zu bekommen.

Die Wasserbelebung ist eine sehr gute Sache. Wir finden es toll, daß es so etwas geben darf, und wir freuen uns, daß wir die Qualität unserer Produkte weiter verbessern konnten."

Ein Detail, aber vielleicht auch für einige Menschen interessant: Ein Radiästhet, also ein Wünschelrutengänger, ließ sich auf Anraten des pensionierten Drogisten und begeisterten Grander-Anhängers Ludwig Albinus ein Wasserbelebungsgerät in seine Wohnungswasserleitung einbauen. Danach wurde das Wasser „gemutet", also mit der Wünschelrute getestet. Johann Gustav Görlich aus Wien 1190, Budinskygasse 17/8, schreibt darüber an Herrn Albinus: „In Wien gibt es, bedingt durch die Zuflüsse aus drei Hochquellwasserleitungen und die zeitweise Zumischung von Grundwasser, Wasser von bezirksweise sehr verschiedener Qualität. Die Leitungen bei uns werden vor allem vom Schöpfl (höchster Berg im Wienerwald, Anm. d. Verf.) gespeist, was eine relativ hohe Güte mit sich bringt. Unser Wasser – radiästhetisch ausgemutet – hat Pluswert 5, Negativwert 1. Wenn man bedenkt, daß jeder Negativwert erst durch einen dreimal so hohen Pluswert ausgeglichen wird, bedeutet dies 5 – (1x3)=2. Unser normales Wasser, wie es aus der Leitung fließt, hat also einen Pluswert von 2.

Ich habe nach Installation Ihres Gerätes erneut nachgemessen und bin auf einen Pluswert von 13 und einen Negativwert von 0 gekommen. Das heißt, das Verhältnis beträgt 13:2, mit anderen Worten: Das durch das Grander-Gerät verwandelte Wasser ist um das Sechseinhalbfache besser und gesünder als das Normalwasser.

Wenn man bedenkt, daß in anderen, besonders den im Osten der Stadt gelegenen Bezirken die Wasserqualität wesentlich geringer ist, muß ich feststellen, daß durch Ihre Geräte in bezug auf die Gesundheit ein wesentlicher Schritt nach vorne getan wird. (Nebenbei bemerkt: ein Bad in dem verwandelten Wasser ist kein Vergleich zu einem, wie es sonst aus der Leitung rinnt.)"

Möglicherweise ist dieser Brief eine Fundgrube für Wünschelrutenforscher. Auf jeden Fall sei er hier der Vollständigkeit halber erwähnt.

Der Gastwirt Friedrich Maurer, Ludersdorf 3, 8200 Gleisdorf, hat seit März 1995 ein Wasserbelebungsgerät in seinem Gasthaus in Betrieb:

„Wir haben in den Jahren zuvor in unserem Schwimmbad relativ viel Chemie (Chlor und pH-minus) verbraucht. Seit Installation der Wasserbelebung hat sich der Chemieverbrauch um ca. 50 % verringert. Die Wasserbelebung wurde im März 1995 eingebaut. In der Küche sagten sie mir, daß das Wasser mit 55 Grad zu wenig heiß sei, wegen dem fettigen Geschirr. Nach Einbau der Wasserbelebung bin ich mit der Temperatur zuerst auf 50 Grad und dann auf 48 Grad heruntergegangen und habe es dann so gelassen. Bald darauf sagten sie mir in der Küche, daß das Wasser viel zu heiß sei und man es kälter stellen soll. Das war einer der markantesten Punkte, die ich nach Einbau der Wasserbelebung festgestellt habe, nämlich, daß wir im Gegensatz zu früher viel weniger Energie zum Aufheizen des Wassers benötigen.

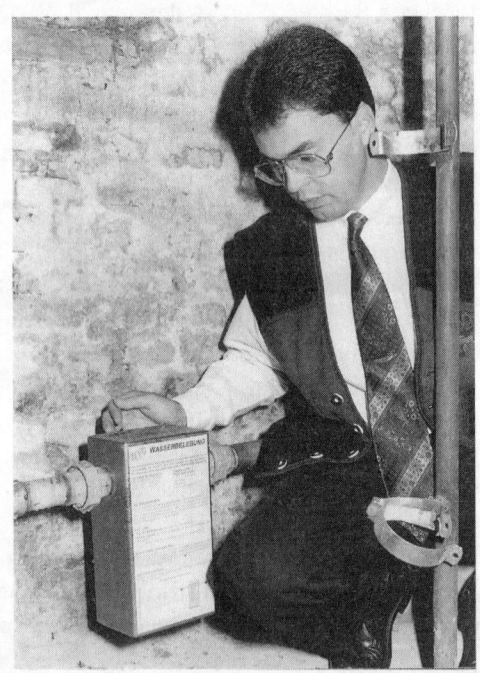

Gastwirt
Friedrich Maurer

Foto: Wuganigg

Nach dem Vortrag des Herrn Breuer über die Wasserbelebung habe ich mir so meine Gedanken gemacht und habe dann vor Einbau der Wasserbelebung unser Stubenmädchen beauftragt, die Wäsche mit 50% weniger Waschmittel zu waschen. Das hat sie gemacht, doch der Erfolg war negativ, es hat nicht funktioniert. Ich bin von ihr schief angeschaut worden, weil ich sagte, sie solle die Wäsche mit 50 % weniger Waschmittel waschen. Nach Einbau der Wasserbelebung hat es aber funktioniert, und seitdem werden in unserer Waschküche nur mehr 50 % Waschmittel verbraucht. Ich glaube, das ist eine gewaltige Einsparung, wenn man bedenkt, wieviel Waschmittel in einem Gastronomiebetrieb verbraucht wird. Mit der Einsparung des Waschmittels habe ich das Wasserbelebungsgerät in einem Jahr finanziert.

Ich habe auch im Schankbereich Einsparungsversuche unternommen, indem ich den Servicemann von der Gläserspülmaschine beauftragte, die Spülmittelzufuhr so zu regulieren, daß nur mehr 50 % davon benötigt werden. Der hat sich das dann angeschaut, war eher skeptisch und hat gemeint, weiter, wie er es jetzt zurückgestellt hat, geht es nicht mehr. Wir haben dann probiert, und es hat funktioniert, und der Servicemann kam dann dreimal, um sich zu überzeugen, ob es wirklich funktioniert. Ich kann nur sagen, daß die Wascherfolge dieselben sind wie früher. In der Küche machten wir ähnliche Erfahrungen mit der Einsparung von Wasch- und Putzmitteln.

Das Ganze ist sicher nicht nur eine Ersparnis für den Betrieb, sondern auch ein Riesenerfolg für die Umwelt. Das ist sicher auch einer der wichtigsten Grundgedanken der Wasserbelebung, daß man nicht nur selber einen Nutzen davon hat, sondern daß es auch der Umwelt zugute kommt. Wir haben persönlich festgestellt, daß das Wasser viel weicher ist als früher, viel angenehmer auf der Haut, man braucht nicht mehr so viel eincremen. Besonders meine Gattin mußte sich vorher regelmäßig nach dem Baden oder Duschen eincremen."

Angela Howecker aus Linz war nach einem Autounfall so schwer verletzt, daß sie im Jahre 1990 unmittelbar vor der Entscheidung stand, in Frühpension zu gehen. Ihr Mann Robert, er hatte beruflich mit Abwasseraufbereitungsanlagen zu tun, besorgte ein Wasserbelebungsgerät. Über die Wirkung erzählt Frau Howecker: „Der erste Kontakt mit dem belebten Wasser war sehr angenehm, es hat mir sehr gut getan, und ich war auch nicht müde nach dem Bad, es wirkte sehr belebend. Ich habe dann regelmäßig in der Früh und am Abend, fallweise auch in der Nacht darin gebadet, ohne jegliche Badezusätze, und nebenbei sehr viel Wasser getrunken. Durch meinen Auffahrunfall hatte ich eine Ausdehnung der Wirbelsäule erlitten, was mir große Schmerzen und Probleme bei der Bewegung verursachte. Nach ungefähr 14 Tagen fühlte ich allmählich mehr Kraft, und nach vier Wochen konnte ich mich immer besser bewegen. Als Verkäuferin übe ich einen vorwiegend stehenden Beruf aus, und am frühen Nachmittag habe ich es fast nicht mehr ausgehalten im Geschäft. Seit ich das belebte Wasser benütze, ist es mit meiner Gesundheit rapid bergauf gegangen. Meine Beine sind nicht mehr geschwollen, und die Kreislauftabletten konnte ich nahezu absetzen. Der Blutdruck hat sich stabilisiert. Ich hatte auch sehr starke Akne und mußte ca. 20 Jahre lang Cortisonsalben verwenden. Jetzt ist die Akne zurückgegangen, und die Cortisonsalbe brauche ich nicht mehr.

Durch den Unfall war ich auch seh- und gehörbeeinträchtigt, und meine Konzentration ließ allmählich nach. Nach ca. einem halben Jahr mit belebtem Wasser ist auch diese Beeinträchtigung zurückgegangen. Ärztliche Behandlungen, wie Strecken der Wirbelsäule, Strombehandlung und Spritzen, haben mir nicht wirklich geholfen. Ich glaube, daß durch das viele Trinken von belebtem Wasser auch viele Giftstoffe aus dem Körper ausgeschieden werden und die Blutbahnen im Körper viel elastischer werden. Ich fühle mich jetzt, nach drei Jahren, auch rundum wohler. Die Haut ist viel straffer geworden, und selbst alte Narben schmerzen nicht mehr so wie früher. Man braucht viel weniger Hautpflegeartikel und Reinigungsmittel im Haushalt.

Eine weitere Erfahrung mit dem belebten Wasser hatte ich vor ca. zwei Jahren in Telfs in Tirol. Dort fielen mir bei einer Veranstaltung, an der wir teilgenommen hatten, drei Kassaladen auf den linken Fuß. Die erste Reaktion war: Jetzt ist der Fuß gebrochen! Nach einer kurzen Pause bin ich doch an meine Arbeit gegangen und habe gegen Mittag die Schuhe ausgezogen und festgestellt, daß die linke große Zehe stark geschwollen war. Mein Mann brachte mich ins Krankenhaus, und nach einer ambulanten Behandlung sollte ich bis Montag darauf im Krankenstand sein. Es war gerade Mittwoch vor Muttertag, und wir hatten viel zu tun im Geschäft. Nachdem ich nach Hause gebracht worden war, wickelte ich die UVO-Manschette – ein Gürtel, der innen Schläuche mit hochschwingendem Wasser hat – um den großen Zeh und legte mich ins Bett. Am nächsten Morgen fühlte ich, daß ich die Zehe wieder bewegen konnte.

Ich ging daraufhin in die Arbeit und konnte den ganzen Tag bleiben. Am Montag ging ich zur Kontrolle zum Arzt. Der schaute beide große Zehen an, worauf ich ihm sagte: ‚Der ist es' und auf den linken großen Zeh zeigte. Der Arzt sagte: ‚Das gibt es nicht!' Ich erzählte ihm vom Granderwasser und der Manschette, worauf er erwiderte, das nicht zu kennen."

Die Gemeinde Bad Fischau-Brunn liegt ca. 30 Kilometer südlich von Wien, am Rande der sogenannten Mitterndorfer Senke, dem größten Grundwassersee Mitteleuropas, der für die Wasserversorgung von 500.000 Menschen herangezogen wird. Dieser Grundwassersee ist seit Jahrzehnten Thema zahlloser Medienberichte. Durch Chemiefirmen, undichte Mülldeponien und extensive Landwirtschaftsnutzung ist dieses Wasser schlicht „versaut". Schwermetalle, chlorierte Kohlenwasserstoffe, Nitrat, Atrazine usw. werden weit über die Grenzwerte hinaus im Wasser vorgefunden.

Seit dem 11. 5. 1994 hat die Gemeinde Bad Fischau-Brunn, die an der Thermenlinie liegt und über ein wunderschönes Thermalbad verfügt, einen Bürgermeister, der sich intensiv mit dem Wasser auseinandersetzt. Fast zwangsläufig stieß Bürgermeister Ing. Thomas Gruber dabei auf Johann Grander: „Die Erkenntnise des Johann Grander erschienen mir klar und einleuchtend und für die Lösung verschiedenster Aufgaben im Umweltbereich brauchbar. Vor allem die Anwendung von Naturenergien, die permanent auf unser Leben einwirken und es steuern, faszinierte mich..." Nach dem Einbau im privaten Bereich, bei dem er ähnliche Erfahrungen mit Chemieeinsparungen wie andere Haushalte machte, arbeitet er nun an einer völligen Umstellung auf die Wasserbelebung im gesamten Gemeindebereich und stößt dort auf politische Widerstände, nicht zuletzt von Gruppierungen, die sich als „Grüne" bezeichnen. Er ist überzeugt: „Die Kommune ist der ideale Einsatzort dafür, da sie beweglich und unbürokratischer handeln kann als übergeordnete Instanzen." Sein Aufruf lautet: „Viele Bürgermeister und Gemeinderäte in Österreich sollten sich einfach mehr trauen und aus der Natur lernen. Aus Angst und Zweifel ist noch nie etwas Positives erwachsen."

Die Tankstellenpächterin Gabi Banitsch aus der Steiermark, Kärntner Straße 22, 8820 Neumarkt, wagte es sogar, das Wasser aus dem Heizungssystem zu trinken: „Seit ich in meiner Tankstelle die Wasserbelebung von Johann Grander im August 1994 eingebaut habe, kann ich einige interessante und verblüffende Veränderungen feststellen:

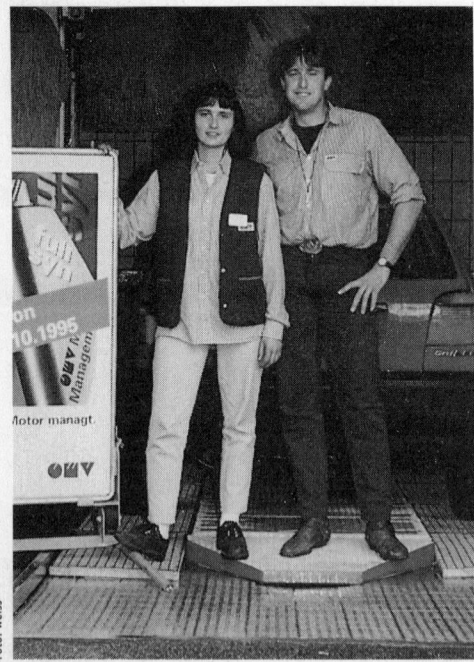

Foto: Weiss

Gabi Banitsch
und Willi Köck

154

1) Bei meiner Bürstenwaschanlage ‚Christ' erspare ich mir ca. bis zu 40% an Autoshampoo, chemischer Vorreinigung und bis zu 20% an Glanztrockner.

2) Shopfenster und Autoinnenscheiben, stark verschmutzt (Nikotin), werden an meiner Tankstelle nur mehr mit reinem Wasser geputzt (kalt, ausgenommen im Winter).

3) Seit einem Jahr befindet sich in meiner Heizung eine Flasche Grander-Heizwasserkonzentrat. Das Wasser im Heizungskreislauf wurde meines Wissens die letzten sechs bis sieben Jahre sicher nicht erneuert. Vor einigen Tagen stellte ich etwas sehr Verblüffendes fest. Durch Öffnen einer Schraube an einem Heizkörper stellte ich fest, daß sich reinstes, geruchloses Wasser in meiner Heizung befindet. Ich habe es sogar gekostet. Es schmeckte sehr gut, und das Wichtigste: Ich lebe noch!"

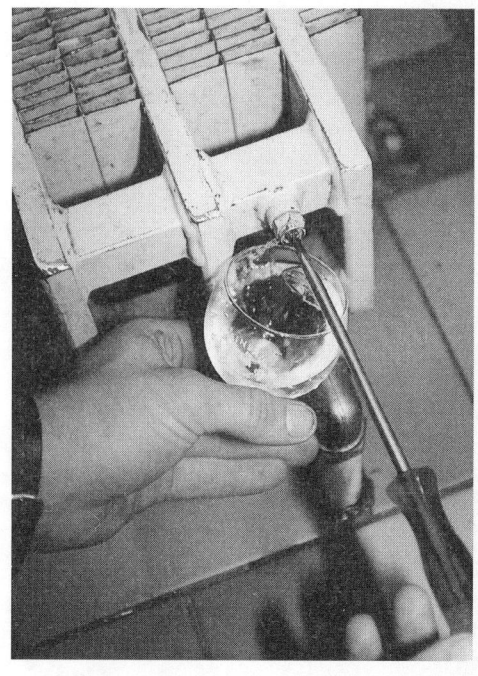

Kostprobe aus
der Zentralheizung

Foto: Weiss

155

KAPITEL 11

Der erste Schritt zur Lösung des Rätsels

Wenn es generell um Grander-Technologie geht, stehen drei Begriffe im Raum: „Wasser als Informationsträger", „Gedächtnis des Wassers" und die „Löschung von Informationen". Das sind drei Schlagworte, die relativ abstrakt wirken. Fragt man einen Wissenschafter, was darunter zu verstehen ist, hat man mit einer Antwort zu rechnen, die kaum als allgemein verständlich bezeichnet werden kann, zumindest nicht für einen Leserkreis, der keine spezielle Vorbildung auf diesem Gebiet hat. In folgenden Kapitel wird versucht, mit Herrn Dipl.Ing. Dr. Horst Felsch eine so einfache und so anschauliche Erklärung für diese drei Begriffe zu erarbeiten, daß es gelingt, einen noch tieferen Eindruck dessen zu vermitteln, was diese völlig neue Technologie tatsächlich kann. Dieses hier wiedergegebene Gespräch soll auch Anregung und Ansporn für jedermann sein, selbst über das Phänomen Wasser weiterzudenken. Jeder, der sich mit dem Wasser beschäftigt, wird ganz persönlich dem Rätsel des Wassers eine Spur näherrücken. Und niemals mehr wird für ihn Wasser nur Wasser sein, sondern er wird es als ein rätselhaftes, schönes, phänomenales Lebewesen in unendlich vielen Ausformungen sehen: ruhig im Glas, belebend beim Trinken, unendlich weit am Meeresstrand, still und beruhigend am See, aufwühlend am reißenden Wildbach. Und vielleicht gelingt es dem einen oder anderen, auch mit dem Wasser zu kommunizieren, Gedanken auszutauschen, sich mit Energie aufzuladen oder schlicht Freude bei seinem Anblick zu empfinden. Wer einmal intensiv über Wasser nachdenkt, der ist der Natur und ihren Geheimnissen einen Schritt näher, wird ihr vertrauter und verbundener.

Das Wasser ist der Ursprung des Lebens, selbst nach den gängigen Ansichten der Wissenschaft ist Wasser schlicht ein „Wunder", ein Element, das nach allem, was man bisher von den physikalischem Gesetzen her weiß, gasförmig sein müßte. Erst die Wasserstoffbrückenbindung, also die Verbindung von zwei Wassermolekülen, ermöglicht das Leben auf dieser Welt. Dr. Felsch: „Denn Wasser als H_2O-Molekül müßte nach allem, was wir vom Periodensystem her wissen, gasförmig sein; und weil das Wasser eben kein Einzelmolekül ist, sondern über Wasserstoffbrückenbindungen zu einem Großmolekül vernetzt ist – etwa 400 Wassermoleküle sind bei Raumtemperatur miteinander vernetzt –, ist das Wasser flüssig; nur deshalb. Und nur deshalb gibt es Leben auf dieser Welt, und es ist eine Frage der Schöpfung, warum gerade Wasser von allen anderen Flüssigkeiten so viele Ausnahmen, soviele Anomalien hat."

„Wasser als Informationsträger", das „Gedächtnis des Wassers" und die „Löschung von Wasserinformationen" durch Grander-Technologie – ein Interview mit Herrn Dr. Felsch.

„Sehr geehrter Herr Dr. Felsch, die drei Schlagworte, die ich Ihnen jetzt gerade genannt habe, sind an sich schwierig. Noch schwieriger ist es, den Inhalt dieser Schlagworte den Lesern dieses Buches verständlich zu vermitteln. Alles, was ich bisher darüber gehört oder gelesen habe, ist so hochkompliziert, daß man ein Chemiker, Physiker oder sonst ein Naturwissenschafter sein muß, um es zu verstehen. Das ist schade, denn damit bleibt uns das Eindringen in die Grander-Technologie und der Aha-Effekt zum größten Teil verborgen. Gibt es denn gar keine Möglichkeit, diese schwierigen Begriffe so einfach und so klar zu erklären, daß sie für die Leser dieses Buches, die ja mehrheitlich keine Fachleute sind, verständlich und erfaßbar werden?"

Dr. Felsch: „Das ist zwar nicht einfach, aber ich kann es versuchen, doch Wissenschafter haben grundsätzlich Angst, etwas zu stark zu vereinfachen, weil es dann schon wieder nicht mehr ganz richtig sein könnte. Schieben wir diese Angst einfach zur Seite."

Beginnen wir mit dem Stichwort ‚Wasser als Informationsträger'. Wie bei einem Theaterstück wählen wir für diese Erklärung drei Akte. Im ersten Akt erkläre ich Ihnen, was passiert, wenn man Kochsalz in Wasser auflöst. Im zweiten Akt, wie der molekulare Aufbau des Wassermoleküls zu sehen ist. Und im dritten Akt führen wir beide Geschehnisse zusammen und sprechen von dem im Wasser gelösten Kochsalz und was das Wasser mit diesen gelösten Salzteilchen macht und wie es letztlich zu der Information kommt: Diese Lösung enthält Kochsalz. Gut, beginnen wir mit dem ersten Akt.

Kochsalz hat die chemische Formel NaCl. Der chemische Ausdruck heißt Natriumchlorid. Ein Molekül Kochsalz besteht somit aus einem Atom Natrium und einem Atom Chlor. Und nun stellt sich die Frage, wie dieses Natrium mit dem Chlor verbunden ist. Das ist leicht vorstellbar, das Natrium hat einen Arm, und das Chlor hat einen Arm. Sie, Herr Dr. Kronberger, sind das Natrium-Atom, Sie reichen mir nun Ihre zarte Journalistenhand und ergreifen meine nervige Chlorhand. Durch diese Verbindung ändern sich die Eigenschaften des Natriums und des Chlors vollständig. Das Natrium ist nicht mehr das aggressive Alkalimetall, das mit Wasser zusammen Wasserstoff bildet, und das Chlor ist auch nicht mehr das Kampfgas des Ersten Weltkrieges, sondern ein völlig harmloses Chloridion.

Aber diese Bindung zwischen dem Natrium und dem Chloridion ist nicht völlig harmonisch. Sie sehen schon, daß ich Sie mit meiner Hand etwas heranziehe. Das Chloridion hat nämlich eine stärkere Elektronegativität als das Natrium, das heißt, es möchte die Bindungselektronen etwas mehr an sich heranziehen und sie damit vom Natrium entfernen. Der Chemiker spricht in diesem Fall von einer sogenannten Ionenbindung. Soviel zum Aufbau des Kochsalzmoleküls.

Wie Sie wissen, ist Kochsalz eine feste Substanz, sie kristallisiert in schönen Würfeln, wie man dies derzeit bei den Salzausstellungen in Hall oder in Hallstatt sehr schön sehen kann. Was passiert nun, wenn dieses feste Salz mit Wasser in Berührung kommt? Es löst sich auf, das feste Salz verschwindet, es entsteht eine Lösung, die leicht salzig schmeckt. Was passiert mit dem Salzmolekül? Wenn es in das Wasser hineinfällt, dann beginnen die Wassermoleküle in das Kristallgitter des festen Kochsalzes einzudringen, sie lösen Moleküle heraus und trennen diese Bindung zwischen dem Natrium und dem Chlor.

Das elektronegativere Chlor zieht nun das Bindungselektronenpaar vollständig zu sich herüber und wird dadurch zu einem Chloridanion, das heißt, es ist negativ geladen, weil es ja ein Elektron zuviel hat – das hat es vom Natrium herübergezogen. Auf der anderen Seite ist das Natrium jetzt um ein Elektron ärmer, es wird zu einem Kation, und das ist positiv geladen. Und jetzt beginnt schon eine Schwierigkeit: Da sich positiv geladene und negativ geladene Teilchen gegenseitig anziehen, müßten sich eigentlich das Natrium-Kation und das Chloridanion sofort wieder einander nähern. Diese Näherung wird durch das Wassermolekül verhindert. Wasser ist ja in reinster Form ein Nichtleiter, ein Isolator, und es lagert sich nun um das positiv geladene Natriumion und um das negativ geladene Chloridion eine isolierende Wasserschichte herum, der Fachmann nennt das Hydratation, dabei wird sogar Wärme frei. Das heißt, durch diese Hydratation erfolgt eine Stabilisierung des Natriumions und des Chloridions, und beide können jetzt völlig frei im Lösungsmittel Wasser herumschwimmen. Das kann man dadurch beweisen, indem man die zwei Elektroden einer Gleichstromquelle in diese Salzlösung eintaucht, dann kriegt man tatsächlich bei der negativ geladenen Kathode die Abscheidung von Natriumionen, die aber dann gleich wieder weiterreagieren und Natronlauge bilden, bei der positiv geladenen Anode scheiden sich die Chloridionen ab und bilden Chlorgas.

Das wäre das Ende des ersten Aktes, wie gehen zum zweiten Akt über und beobachten den Strukturaufbau des Wassermoleküls.

Frage: „Von der Schule her wissen wir nur, daß Wasser die Formel H_2O hat, und das heißt, ein Molekül Wasser besteht aus zwei Atomen Wasserstoff und einem Atom Sauerstoff." Dr. Felsch: „Ja, der Sauerstoff hat zwei Bindungsarme und grapscht mit jedem Bindungsarm ein Wasserstoffatom. Und jetzt passiert etwas

Ähnliches wie oben beim Kochsalz, auch das Sauerstoffatom hat eine höhere Elektronegativität als der Wasserstoff und beginnt nun die Bindungselektronen an sich wieder heranzuziehen. Das heißt, der Bindungsschwerpunkt zwischen dem Wasseratom und dem Sauerstoffatom ist nicht genau in der Mitte zwischen den beiden, sondern er liegt weiter beim Sauerstoffatom. Durch dieses Heranziehen der Bindungselektronen bekommt der Sauerstoff eine ganz leicht negative Ladung. Dadurch verarmen aber die beiden Wasserstoffatome, und sie bekommen dadurch eine ganz leicht positive Ladung.

Jetzt sind in diesem Wassermolekül zwei Ladungen vorhanden, und deshalb ist das Wassermolekül auch ein Dipol (zwei Pole, der positive Pol bei den Wasserstoffatomen und der negative Pol beim Sauerstoffatom). Nach außen hin ist das Wassermolekül elektrisch neutral, nur in seiner inneren Struktur hat es diese Polaritätsverschiebungen, aufgrund der unterschiedlichen Elektronegativität der beiden Atome Sauerstoff und Wasserstoff."

„Welche Konsequenzen hat das für den molekularen Aufbau des flüssigen Wassers?"

Dr. Felsch: „Wenn das Wassermolekül ein Dipol ist, dann ergibt sich zwingend, daß sich ein zweites Wassermolekül nicht mehr beliebig an das erste anschmiegen kann, sondern aufgrund der Polaritäten wird der negativ geladene Sauerstoff sich eher mit dem positiv geladenen Wasserstoff des nächsten Wassermoleküls anfreunden. Und diese zwei gehen eine sogenannte Wasserstoffbrückenbindung ein. Das ist eine sehr zarte, aber vorhandene Bindung zweier Wassermoleküle, wobei die Bindung zwischen dem negativ geladenen Sauerstoff des einen Moleküls und dem positiv geladenen Wasserstoff des anderen Moleküls stattfindet.

Also, Wassermoleküle sind über die Wasserstoffbrückenbindungen miteinander verbunden. Die Forschungen sagen, daß etwa 300 bis 400 Wassermoleküle bei Raumtemperatur über Wasserstoffbrückenbindungen zusammenhängen, und das ist so entscheidend, lebensentscheidend, würde ich sagen. Denn Wasser hat damit nicht die Formel H_2O, sondern es ist in Wirklichkeit ein Großmolekül, nämlich (H_2O) 300- bis 400mal, damit ist das Molekulargewicht des Wassers auch nicht 18, nämlich die Summe von 16 = Sauerstoff und 2mal Wasserstoff zu je eins, sondern das Molekulargewicht des flüssigen Wassers bei Raumtemperatur ist 18 mal 400 – und das ergibt ein Molekulargewicht von 7200."

Frage: „Kann man das auch praktisch erklären?" Dr. Felsch: „Sie sehen also, Wasser ist im flüssigen Zustand ein Großmolekül, es hat eine Netzstruktur, und der Grund dafür ist der Dipolcharakter des Wassers und die daraus resultierende Wasserstoffbrückenbindung. Würde Wasser nur H_2O sein, also monomolekular, dann wäre es bei Raumtemperatur gasförmig, es hätte einen Siedepunkt von minus 100 Grad und einen Gefrierpunkt von minus 120 Grad. Nur durch diese Wasserstoffbrückenbindung ist es flüssig, weil es ein Riesenmolekül ist, und nur deswegen hat sich überhaupt auf der Erde Leben entwickeln können. Alle lebenden Strukturen enthalten in irgendeiner Form Wasser, aber das Wasser muß flüssig sein, wäre es gasförmig, gäbe es kein Leben.

Sie sehen also, wie wichtig diese spezielle Form der Wasserstruktur ist. Im Eis ist diese netzförmige Wasserstruktur sehr regelmäßig ausgebildet, das kann man besonders gut bei Schneeflocken in optisch schöner Form beobachten. In der wissenschaftlichen Literatur gibt es Hinweise, daß es zwischen sieben und zwölf verschiedene Schneeflockenformen gibt. Schmilzt das Eis, und wird das Wasser langsam wärmer, dann zerreißen einige dieser langkettigen Wassermoleküle zu kleineren Aggregaten, die man Cluster nennt. Das sind diese aus 300 bis 400 Wassermolekülen bestehenden Aggregate, und daß es diese tatsächlich gibt, kann man durch Röntgen- und Neutronenbeugung, aber auch durch Infrarot und Ramanspektroskopie nachweisen. Die Wissenschafter Ludwig und Kokoschinegg haben darüber in den achtziger Jahren berichtet.

Verdampft Wasser, dann ist die Struktur, also das Wassernetz, größtenteils zerstört. Wasserdampf besteht höchstens aus zwei Molekülen Wasser. Mit anderen Worten, die Ordnungsstruktur des Wassers nimmt ab, je höher die Temperatur wird. Der Grund dafür ist die sogenannte Brown'sche Molekularbewegung, also die Bewegung der Teilchen in einer Flüssigkeit, wenn man sie erwärmt, dadurch reißen ganz einfach die etwas zarten Wasserstoffbrückenbindungen ab. Die Cluster werden kleiner, die Bewegung nimmt zu, und es kommt andauernd zu einer Neuorientierung.

Das wäre das Ende des zweiten Aktes.

Und nun kommt der dritte Akt, wir bringen das im Wasser gelöste Kochsalz zusammen mit jenem Wissen, das wir jetzt über das Wasser haben, um daraus verständlich zu machen, wie Wasser zum Informationsträger werden kann. Zur Erinnerung: Im Wasser gibt es durch das gelöste Kochsalz Natriumionen, die positiv geladen sind, und Chloridionen, die negativ geladen sind. Ich sagte schon: Um diese Ionen sind Wasserhüllen herumgezogen quasi als Isolator. Aber jetzt kommt es darauf an, wie lagert sich das Wassermolekül aufgrund seines Dipolcharakters um das Natriumion oder das Chloridion. Das Natriumion ist positiv geladen, drum muß sich das Wassermolekül mit seiner negativ geladenen Sauerstoffseite um dieses Ion herumfügen, und nicht umgekehrt. Würde sich nämlich der positiv geladene Wasserstoff des Wassermoleküls dem positiv geladenen Natriumion nähern, käme es ja zu einer Abstoßung. Also kann es gar nicht anders sein. Bei einem Chloridanion, das ja negativ geladen ist, ist es jetzt wieder umgekehrt, dort wird sich das Wassermolekül als Dipol so anlagern müssen, daß die Wasserstoffatome, die leicht positiv geladen sind, sich in direkter Nähe um das Chloridion herumschmiegen, und der negativ geladene Sauerstoff weist nach außen. Sie müssen jetzt verstehen, daß die sogenannte Wasserhülle, also die Hydrathülle um das positiv geladene Natriumion, anders aufgebaut ist als die um das negative Chloridion.

Nun kommt es auch darauf an, wie groß die Oberfläche des Natriumions ist, um die Frage zu beantworten, wieviele Wasserdipolmoleküle können sich denn um diese Oberfläche herumschmiegen. Das kann man genau berechnen. Um das kleine Natriumion z.B. schmiegen sich acht Moleküle Wasser. Das Chloridion ist wesentlich größer als das Natriumion, und dennoch sind es nur drei Wassermoleküle, die sich herumschmiegen. Die Anzahl der Wassermoleküle um ein Ion herum nennt der Chemiker Hydratationszahl.

Und jetzt müssen wir konsequent weiterdenken. Um das positiv geladene Natriumion sind acht Moleküle Wasser angedockt, und zwar so, daß der Sauerstoff dem Natriumion am nächsten ist und die zwei Wasserstoffatome in einem Winkel von 105 Grad abgespreizt werden. Was passiert mit den nächsten Wassermolekülen, die sich jetzt über Wasserstoffbrückenbindungen an diese acht Wassermoleküle des Natriumions anhängen möchten?

Und jetzt kommt der wirklich bedeutende Satz: Ein Ion, also ein in Wasser gelöstes Salzteilchen, bestimmt aufgrund seiner Ladung und aufgrund seiner Oberfläche, wie sich die Wassermoleküle herumzuschmiegen haben. Ist die erste Hydrathülle einmal besetzt, dann müssen sich alle anderen Wassermoleküle an die gleiche Ordnung halten. Diese Ordnung setzt sich über viele, viele Stufen fort.

Machen wir noch einmal einen Sprung zum Chloridanion, das ja negativ geladen ist, da sind jetzt drei Wassermoleküle angedockt, und zwar jeweils so, daß die Wasserstoffatome auf der Oberfläche des Chloridions aufsetzen und die Sauerstoffatome abgespreizt sind. An diese Sauerstoffatome binden sich in der nächsten Hydrathülle wieder die Wasserstoffatome des nächsten Moleküls über Wasserstoffbrückenbindungen an.

Im Finale des dritten Aktes heißt es daher: Um jedes im Wasser gelöste Ion schmiegt sich ganz spezifisch für dieses Ion eine Wasserhülle herum, bestehend aus Wasserdipolmolekülen. Diese Wassermoleküle bilden letztlich um das Ion herum eine Gitterstruktur aufgrund der Wasserstoffbrückenbindungen. Der lebende Organismus, z. B. des Menschen, ist darauf trainiert, solche Wasserstrukturen erkennen zu können. Er weiß also, wenn die Wasserstruktur eine bestimmte Zusammensetzung hat, dann ist darin ein Natriumion oder ein Chloridion gelöst. Weil jedes dieser Ionen einen spezifischen Hydrataufbau hat. Und wenn wir das jetzt weiterspinnen, dann genügt also für den Körper allein die Kenntnis der Wasserstruktur, und er muß erst gar nicht in das Zentrum hineingehen, um sich bestätigen zu lassen, daß wirklich ein Natriumion oder ein Chloridion vorhanden ist.

Jetzt wird verständlich, daß Wasser ein Informationsträger sein kann – was heißt, sein kann, es ist einer, es ist überhaupt der beste Informationsträger, denn es gibt kein besseres Lösungsmittel als das Wasser.

Wenn sich nun um ein im Wasser gelöstes Molekül jeweils eine spezifische Hydrathülle aufbaut, dann liegt in diesem spezifischen Aufbau auch die Information dessen, was im Wasser gelöst ist. Und hier haben wir auch den Grundgedanken der Homöopathie. In der Urlösung wurde etwas gelöst, und um dieses gelöste Molekül hat sich eine spezifische Hydrathülle aufgebaut. Und interessanterweise bleibt diese Hydrathülle auch dann erhalten, wenn es zu einer sehr hohen Verdünnung kommt. Das läßt sich wie folgt erklären: Verdünne ich z.B. eine Natriumchloridlösung, dann werde ich immer seltener ein Natriumion oder ein Chloridion in der Lösung auffinden. Dies hat den Vorteil, daß die Netzstruktur des Wassers von dem jeweils anderen Ion nicht mehr gestört wird. Die Netzstruktur des Natriumions wird also nicht mehr gestört von der völlig anderen Netzstruktur des Chloridions. Und somit wird verständlicher, daß, je verdünnter eine Lösung ist, ,umso klarer die auf das System ausgebreiteten Strukturinformationen der ursprünglich gelösten Teile herauskommen'. (Dies ist ein Zitat der Professoren Resch und Gutmann auf Seite 207 des Buches ,Wasser' von Ivan Engler.)

Diese größere Einheitlichkeit der Wasserstruktur in verdünnten Lösungen läßt sich u.a. auch durch das sogenannte Relaxationszeitenspektrum beweisen. Dieses Spektrum wird immer schärfer, je verdünnter eine Lösung wird. Hier stellt sich die Frage, warum man bei jedem Verdünnungsschritt die Lösung auch noch schütteln muß. Dieses Dynamisieren ist sehr wesentlich. Man kann feststellen, daß die Lösung dabei geringfügig wärmer wird und entgegen dem Henry'schen Gesetz trotzdem mehr Gase, z.B. Kohlensäure und Sauerstoff aus der Luft, in der Flüssigkeit gelöst werden. Durch dieses Verschütteln zwingt man die in der Lösung vorhandenen Moleküle, die neu dazugekommenen gelösten Gasmoleküle, miteinander Kontakt aufzunehmen. Man stößt sie sozusagen gegeneinander, damit sie endlich miteinander reden. Die völlig informationslosen gelösten Gasmoleküle entlocken nun den

165

Urstoffmolekülen weiter Informationen (so die Formulierung von Resch/Gutmann); diese Gasmoleküle sind es dann, die die vorhandene Information auf das schwingende Gesamtsystem ausbreiten. Je besser diese Einspielung erfolgt, umso mehr wird die ursprüngliche Arzneimittelinformation ausgebreitet und bewahrt.

Beide Professoren führen folgenden Versuch aus: Werden flüssige Metalle bei der beginnenden Kristallisation kräftig gerührt oder geschlagen, dann entstehen bei weiterer Abkühlung Produkte mit völlig neuen Eigenschaften; höhere Festigkeit, höhere Verschleißbeständigkeit und größerer Widerstand gegen Verformung. Wir wissen auch, daß es beim Dengeln einer Sense Veränderungen im Strukturgefüge gibt.

Wird der durch die Luft fallende Wassertropfen mit umweltbedingten Schadgasen konfrontiert, dann löst sich ein Teil dieses SO_2 oder NO_2 im Wasser, und es kommt darin zum Aufbau einer für dieses Molekül spezifischen Wasserstruktur. Sammelt sich das auf dem Erdboden auffallende Wasser letztlich in Bächen, dann kommt es zu einer starken Verdünnung, aber auch Dynamisierung im Sinne der Homöopathie, und durch das Fließen des Gewässers wird kinetische Energie zur Dynamisierung verwendet. Durch die zusätzlich gelösten Gase wird diese Information sogar stabilisiert. Wasser enthält daher eine Vielfalt von Informationen, die es vom Regentropfen an bis zu dem Zeitpunkt, an dem es bei unserem Wasserhahn herausrinnt, aufgenommen hat.

Wasser hat nach den Untersuchungen von Engler und Kokoschinegg 1988 ein Strukturgedächtnis und eine Strukturvariabilität, und somit kann es einmal aufgenommene Informationen über einen längeren Zeitraum speichern und an den Körper abgeben.

Eines ist dabei höchst verblüffend: Bei 37,5 Grad Celsius, also der Betriebstemperatur des menschlichen Körpers, besitzt das Wasser das Minimum der spezifischen Wärme und das Maximum der Strukturmöglichkeiten durch eine praktisch unendliche Summe von Strukturkombinationen. „Was bedeutet das?"

Dr. Felsch: „Unter spezifischer Wärmekapazität versteht man diejenige Wärmemenge, die man einem Gramm Wasser zuführen muß, um die Temperatur um ein Grad zu erhöhen. In meiner Ausbildung habe ich noch die Definition von einer Kalorie gelernt, das ist jene Wärmemenge, die man einem Gramm Wasser zuführen muß, damit die Temperatur von 14,5 auf 15,5 Grad erhöht wird. Hat das Wasser 37,5 Grad, dann muß man weniger Energie zuführen, um eine Temperatursteigerung von einem Grad zu erreichen. Dies würde ein Hinweis darauf sein, daß sich gerade bei dieser Temperatur eine ganz spezifische Wasserstruktur ergibt, die in der Lage ist, einen hohen Informationsgehalt aufzunehmen. Erhitzt man Wasser weiter, dann wird die Fähigkeit der Informationsübertragung geringer und auch dessen Gedächtnis zum Teil gelöscht. Durch eine Wasserdestillation erreicht man fast eine vollständige Löschung dieser Informationen. Das nach der Destillation wieder abkühlende und kondensierende Wasser nimmt aber sofort wieder neue Informationen auf, z.B. die des Materials, aus dem die Destillationsapparatur besteht.

Doch gehen wir wieder einige Schritte zurück, und betrachten wir jenes Wasser, das aus unseren Wasserhähnen herausläuft. Ich habe erwähnt, daß dieses Wasser eine Vielfalt von Informationen enthält, die im wesentlichen dem ‚Lebenslauf' des Wassers entsprechen. Nun stellt sich die Frage, ob unser Körper alle diese angebotenen Informationen auch tatsächlich übernimmt und darauf reagiert. Unsere Sinnesorgane und wahrscheinlich das gesamte Informationssystem des Körpers ist darauf ausgerichtet, die Gesundheit des Körpers zu erhalten und diesen vor Schaden zu bewahren. Unser Auge macht uns darauf aufmerksam, daß es da eine Stufe gibt, über die wir fallen können. Unsere Nase warnt uns davor, etwas zu essen, das verfault riecht. Bei der Zunge ist es ganz ähnlich: Sie warnt uns, wenn etwas unserem individuellen Geschmacksmuster widerspricht. Wir arbeiten mit unserem Informationssystem also selektiv auf die Gesundheit des Körpers gerichtet. Damit ist anzunehmen, daß der Körper bei einer angebotenen Informationsvielfalt durch das Wasser auch hier selektiv nur jene Informationen übernimmt, die ihm nützen, und andere möglicherweise nicht erkennt. Dies wäre ein Wunschtraum, in Wirklichkeit ist es so, daß einige jener Informationen den Körper doch erreichen, obwohl sie schädlich für ihn sind, weil sie getarnt oder mit anderen verwechselnd ähnlich sind."

„Was bedeutet das, auf den menschlichen Körper umgelegt?" Dr. Felsch: „Denken wir an eine Viruserkrankung: Das Virus selbst ist ja gar kein Lebewesen, sondern besteht nur aus Erbinformation, also aus DNS oder aus RNS. Das Virus hat keinen Stoffwechsel und kann auch nichts produzieren. Befällt das Virus eine menschliche Zelle, dann wird über einen mechanischen Vorgang diese RNS oder DNS in die Zelle hineingespritzt. Und jetzt passiert etwas höchst Interessantes: Zunächst ist die Zelle völlig verwirrt, was sie nun eigentlich machen soll. Soll sie jene Eiweißstoffe reproduzieren, die sie aufgrund der eigenen Zellinformation hat, oder soll sie das tun, was die neuinjizierte Viren-DNS oder RNS befiehlt. Letztere hat offenbar einen höheren Einfluß auf die Zelle, denn diese vergißt ihre eigene Aufbauarbeit und produziert plötzlich Viren-DNS oder -RNS, und dadurch kommt es erst zu einer Vermehrung der Viren an sich.

Wir sehen, daß eine Viruserkrankung also sehr viel mit Informationslöschung zu tun hat. Eine Zelle entgleist in ihrer Produktion und hört plötzlich auf die Einflüsterungen der Virenerbsubstanz. Die Zelle produziert und produziert diese Virenstoffe und stirbt letztlich daran. Aber im Blutkreislauf befinden sich bereits diese Vireninformationen, und bis das körpereigene Abwehrsystem diese Fehlfunktion erkennt, ist bereits eine massive Verseuchung eingetreten. Somit hängt Krankheit oder Gesundheit des Körpers auch von den übernommenen Informationen ab.

Hahnemann, der vor mehr als 150 Jahren die Homöopathie zu dem gemacht hat, was sie heute ist, nämlich eine anerkannte Heilmethode, bezeichnete die Krankheit als eine Veränderung im Bereich der höchsten Informationsebene, nämlich auf jener, wo die Seele mit dem Körper in Kontakt tritt. Es gibt somit keine Krankheit, die nicht auch auf die Seele Einfluß hat. Ein Virus, um auf unser Beispiel zurückzukommen, das mit seinem Informationssystem nicht in den Körper eingebunden werden kann, muß deshalb zu einem entsprechenden Fehlverhalten des Organismus führen. Gelingt es dem Körper nicht, der Ursache dieser Fehlinformation mit Hilfe seines körpereigenen Abwehrsystems entgegenzuwirken und sie damit aufzuheben, so bleibt der Mensch krank. Würde der Körper alle Informationen aufnehmen, die ihm das Wasser oder die Sinnesorgane zutragen, dann würde sein Informationsgehalt unendlich groß werden, und das müßte zu einem Zusammenbruch des Organismus führen. Nur durch das Auswahlverfahren kann er gesund bleiben. Arzneimittel können im homöopathischen Sinne die Krankheitsinformation auslöschen. Und gerade die homöopathischen Hochpotenzen haben derart scharf ausgebildete Einzelinformationen, daß sie in der Lage sind, die Fremdinformationen abzudecken und damit unschädlich zu machen.

Nach Hahnemann muß das Arzneimittel allerdings so gewählt werden, daß sein Informationsgehalt möglichst ähnlich demjenigen des krankmachenden Agens ist.

Auf die Ähnlichkeit des Informationsgehaltes kommt es an, und nur Ähnliches kann mit Ähnlichem geheilt werden – die sogenannte Simili-Regel.

Nun stellt sich die eminent wichtige Frage, ob die im Granderwasser enthaltenen Informationen ebenfalls solche Informationen abdecken können, die für den Körper eher schädlich sind. Die vielen, zum Teil auch verblüffenden Heilerfolge mit Granderwasser, die Sie, Herr Dr. Kronberger, in diesem Buch zusammengetragen haben, würden den Schluß nahelegen, daß dies tatsächlich erfolgt. Einen naturwissenschaftlichen Beweis dafür haben wir nicht, aber ich biete Ihnen etwas anderes an: Sie haben ja in einem speziellen Kapitel meinen Versuch beschrieben, bei dem ich durch Einsatz der Grander-Technologie in einem Heizkreislauf Mikroorganismen innerhalb von sechs Wochen abtöten konnte, ohne ein Biozid zuzusetzen. Was ist da passiert? Diese Mikroorganismen mußten ja unter den widrigsten Umständen leben, Temperaturen bis 52 Grad, dazu ein alkalischer pH-Wert von 10, und zum Fressen gab es nur hochmolekulare chemische Verbindungen, die eigentlich eine Korrosion verhindern sollten.

Nun haben Mikroorganismen aufgrund ihrer kurzen Generationszeiten eine unglaubliche Begabung, auf schlechte Bedingungen rasch zu reagieren. Während beim Menschen eine Generation mit 30 bis 40 Jahren bewertet wird, ist dies unter optimalen Bedingungen bei Mikroorganismen 20 Minuten. Geht es ihnen schlechter, wird diese Generationszeit bis auf Stunden verlängert. Aber dennoch: Mikroorganismen sind in der Lage, Informationen zu sammeln und an die nächsten Generationen weiterzugeben. Vor allem Bakterien haben eine Art Informationsrucksack, man nennt diesen Rucksack Plasmide, ein von Lederberg 1952 geprägter Begriff. In diesem Plasmid-Informationsrucksack sind jene Informationen enthalten, die den Bakterien sagen, wie sie eine Resistenz gegen Schwermetalle, z.B. Cadmium und Quecksilber, ausbilden können, wie sie gegen ultraviolettes Licht bestehen können, aber auch, wie sie ungewöhnliche Kohlenstoffquellen metabolisieren, das heißt, für ihren Stoffwechsel brauchbar machen können.

Die in der gegenständlichen Rohrleitung vorhandenen Mikroorganismen hatten also einen dicken Plasmid-Rucksack, und in diesem waren alle Informationen enthalten, wie sie die hohe Temperatur überstehen, den alkalischen pH-Wert ertragen und die nahezu unverdauliche Nahrung dennoch nützen konnten. Meiner Meinung nach sind nun diese Bakterien durch den Einfluß der Grander-Technologie deshalb gestorben, weil ihnen der größte Teil dieser Resistenzinformationen gelöscht wurde. Plötzlich waren ihnen die 52 Grad viel zu heiß und der pH-Wert 10 viel zu alkalisch, und mit der angegebenen Kohlenstoffquelle konnten sie ebenfalls nichts mehr anfangen. Sie mußten also sterben. Eine andere Erklärung dieses Abtötungsphänomens fällt mir nicht ein, denn wir haben ja dem Wasser nichts zugesetzt. Es fließt durch diese Beleber ohne direkten Kontakt, und es bekommt indirekt Informationen, die offenbar vorhandene Bakterieninformationen löschen können."

„Wenn das bei Bakterien möglich ist, könnte eine Informationslöschung, nicht auch bei unserem Trinkwasser möglich sein?"

Dr. Felsch: „Wenn das Grander-System in der Lage ist, auch bei Trinkwasser und bei anderen Systemen für den Menschen schädliche Informationen zu löschen, dann hätten wir hier erstmals eine

Technologie, die die unendliche Fülle der auf den menschlichen Körper einströmenden Informationen vermindert und ihm damit hilft, gesundzubleiben.

Ich gebe zu, daß ich mit dieser Theorie noch im Bereich der Spekulation liege. Aber so spekulativ ist es auch wieder nicht. Die Beziehung zwischen Information und Gesundheit ist zweifellos gegeben. Mit diesen Überlegungen betreten wir natürlich neue Denkgebäude in der Wissenschaft. Dazu hat der Nobelpreisträger Heisenberg in seinem 1969 im Piper-Verlag unter dem Titel: ‚Der Teil und das Ganze' erschienenen Buch sehr treffend angeführt: ‚...Wirkliches Neuland kann in einer Wissenschaft nur dann gewonnen werden, wenn man an einer entscheidenden Stelle bereit ist, den Grund zu verlassen, auf dem die bisherige Wissenschaft ruht, und gewissermaßen ins Leere zu springen.'

Auch in der Chemie gibt es viele Beispiele, daß, wenn Wissenschafter dann, wenn sie Neuland betreten haben, dies zunächst nicht akzeptiert wurden. Zwei Beispiele: 1874 hat van't Hoff behauptet, der Aufbau der Moleküle müsse räumlich gesehen werden und nicht in der bis dahin üblichen zweidimensionalen Struktur des Buchblattes. Das wurde zurückgewiesen mit dem Hinweis, daß diese Räumlichkeit grundsätzlich nicht zu erkennen sei (weil man ja in Moleküle damals nicht hineinsehen konnte). Auch im Jahre 1917 widersprach es den bestehenden Denkgewohnheiten, als Lewis die chemische Bindung mit Hilfe eines Elektronenpaares deutete.

Ein Beispiel aus der Medizin: Der österreichische Universitätsprofessor und weltweit bekannte Mediziner Professor Spitzy hat die Heilwirkungen der Homöopathie lange Zeit mit dem ‚Charisma des Arztes' erklärt. Später ist er dazu übergegangen, sie als Placeboeffekt zu akzeptieren. Es ist tatsächlich verblüffend, daß durch den Placeboeffekt eine Heilungsrate bis zu 30% nachgewiesen ist. Voraussetzung ist allerdings, daß man das Medikament von einem Arzt (sogenannter ‚white coat'-Effekt) oder von einer wissenschaftlich hochstehenden Persönlichkeit verschrieben bzw. verabreicht bekommt. Also läuft auch hier eine Heilung über Informationssysteme.

Im Jahre 1993 hat Univ.-Prof. Dr. Herbert Pietschmann vom Institut für theoretische Physik der Universität Wien für die Österreichische Apothekerzeitung ein sehr interessantes Interview gegeben.[1] Ich zitiere: ‚Die Naturwissenschaft ist im 17. Jahrhundert ausgezogen, die Materie in Raum und Zeit zu beschreiben, und hat darin großartige Erfolge erzielt. Allerdings haben diese Erfolge einen Preis gehabt, und der Preis dafür war eben gerade die Beschränkung auf Materie in Raum und Zeit. Alles, was nicht in Materie in Raum und Zeit erklärt werden kann, kann naturwissenschaftlich nicht erklärt werden. Das kann man ganz einfach deutlich so sagen. Das heißt aber nun, daß wir in der Medizin all jene Aspekte des Heilungsprozesses, der Krankheit oder auch der Gesundheit naturwissenschaftlich erklären und beschreiben können, die schon genügend erfaßt sind, wenn wir den Menschen allein auf seinen Körper reduzieren, d.h. auf seine Materie in Raum und Zeit. Alles, was darüber hinausgeht, was also geistig-seelische Aspekte mitanspricht – ich spreche ganz bewußt nicht von entweder/oder, sondern wo diese Aspekte unverzichtbar sind –, kann grundsätzlich nicht vollständig naturwissenschaftlich erklärt werden.‘ "

Frage: „Darf ich daraus ableiten, daß selbst die Physik noch lange nicht an dem Punkt angelangt ist, an dem sie als ‚endgültig‘ zu bezeichnen ist?"

Dr. Felsch: „Sie sehen, daß trotz aller Vereinfachung die Sache noch immer sehr kompliziert ist. Aber Heisenberg spornt uns ja an, in der Wissenschaft mutig und aufgeschlossen zu sein, den Sprung zu wagen."

Frage: „Zum Abschluß, selbst auf die Gefahr hin, daß es sich um eine Wiederholung handelt, bitte noch einmal eine praxisnahe Kürzestzusammenfassung beziehungsweise Ihre Minimaldefinition von Granderwasser aus der strengstmöglichen Sicht des Wissenschafters."

Dr. Felsch: „Wenn ich von dieser hohen Theorieleiter wieder in die Wirklichkeit heruntersteige, dann darf ich drei Dinge auf den Punkt bringen.

---

[1] ÖAZ 47. Jahrgang, Folge 20, 2. Oktober 1993, S. 745

Erstens: Granderwasser ist kein Arzneimittel. Sie haben das mehrfach in diesem Buch festgehalten. Granderwasser wirkt durstlöschend – das ist die einzige offizielle gesundheitsbezogene Wirkung.

Zweitens: Nunmehr liegt ein Gutachten über die Unbedenklichkeit der Granderschen Wasserbeleber beim Einbau in Trinkwasserleitungen vor. Bestätigt wird sowohl die hygienische (im Sinne des Lebensmittelgesetzes) als auch die technische Unbedenklichkeit. Bei jeder neuen Technologie muß zuerst der Nachweis erbracht werden, daß sie nicht schädigen kann. Dieser Nachweis liegt nun vor.

Drittens: Der für mich interessanteste Bereich ist die Anwendung der Grander-Technologie in der Praxis. Es ist ja eine absolute ‚clean technology‘, also eine saubere Technologie, wie wir uns dies im Umweltschutz wünschen."

Die Autoren dieses Buches wollen an dieser Stelle noch das für sie persönlich faszinierendste Ergebnis auf der Suche nach der Spur des Wasserrätsels enthüllen: Es waren schlicht die kleinen Experimente mit dem Blumentopf auf dem Schreibtisch, der Anwendung bei einem Bienenstich oder in der Trinkwasserschale für den Hund, einmal mit belebtem Wasser, einmal ohne. Die Ergebnisse sind Privatsache, nur so viel sei verraten: Experimentieren macht Spaß. Sollten Sie eigene Erfahrungen mit belebtem Wasser haben, so sind wir für jeden Hinweis dankbar. Eines Tages wird es mit Sicherheit eine Fortsetzung der Spurensuche geben ...

Literaturverzeichnis

Alexandersson, Olof: *Lebendes Wasser*,
Ennsthaler Verlag, 2. Auflage, Steyr 1994.

Engler, Ivan (Herausgeber): *Wasser*, Sommer-Verlag, Teningen 1991.

Gagelmann, Hartmut: *Mozart hat nie gelebt.*
Eine kritische Bilanz. Herder, Freiburg 1990.

Kronberger, Hans: *Das Rätsel des Wassers.*
Serie Teil 1-7 SONNENZEITUNG 1994/95.

Lorek, Kurt (Herausgeber): *Implosion*
(Nr. 7/11/12/49/67/88/104), biotechnische Schriftenreihe,
Windschlägerstraße 58, D-77652 Offenburg.

Ludwig, Wolfgang: in *Umweltmedizin* herausgegeben
von Treven/ Talkenhammer; Möwe-Verlag, Idstein 1991.

Pietschmann, Herbert: *Ende des naturwissenschaftlichen Zeitalters,*
Weitbrecht-Verlag, Stuttgart 1994.

Wasser und Information, Aspekte homöopathischer Forschung.
Hrsg: vom Institut für Strukturelle Medizinische Forschung e.V. und
vom Physiologischen Institut der Universität Graz. Karl F. Haug Verlag,
Graz-Heidelberg 1993.

Will, Reinhold D.: *Geheimnis Wasser*, Knaur-Verlag, München 1993.

Adressen
UVO-Zentralen

ÖSTERREICH
UVO Vertriebs KG
Pfarrhügel 293
A-6100 Seefeld/T.
Tel.: +43/5212/4192-0
Fax: +43/5212/419228

DEUTSCHLAND
UVO Vertriebs KG
Archstraße 15
D-82467 Garmisch-Partenkirchen
Tel.: +49/8821/947710
Fax: +49/8821/79476

SCHWEIZ
UVO-AG,
Pestalozzistraße 14
CH-8865 Bilten
Tel.: +41/55/6153648
Fax: +41/55/6153651

ITALIEN
UVO-Italia GmbH
Pichlerstraße 7/A
I-39020 Schluderns
Tel. und Fax: +39/473/615443

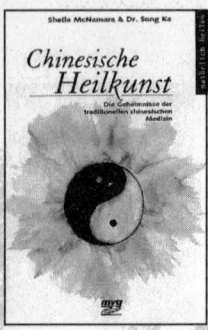
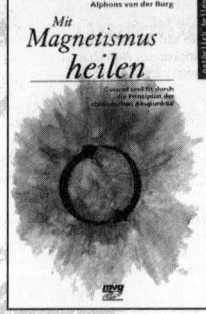
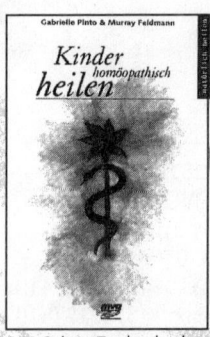
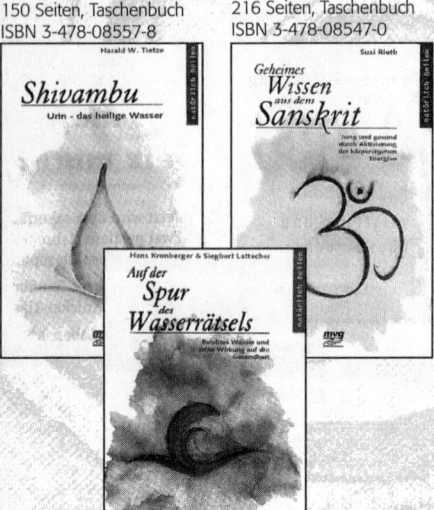
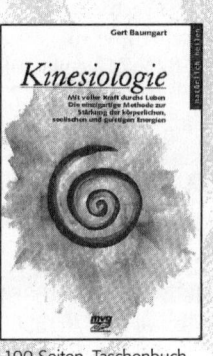